AME 外科系列图书 6B026

支气管肺癌机器人胸腔镜手术精要

主　编　罗清泉　　申屠阳

副主编　黄　佳　　成兴华　　陈天翔

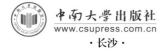
中南大学出版社
www.csupress.com.cn
·长沙·

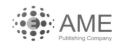
AME
Publishing Company

图书在版编目（CIP）数据

支气管肺癌机器人胸腔镜手术精要/罗清泉，申屠阳主编.
—长沙：中南大学出版社，2021.2
ISBN 978 - 7 - 5487 - 4284 - 5

Ⅰ.①支⋯　Ⅱ.①罗⋯　②申⋯　Ⅲ.①肺癌—胸腔镜检—胸腔外科
手术　Ⅳ.①R734.2　②R655

中国版本图书馆CIP数据核字(2020)第239093号

AME 外科系列图书 6B026

支气管肺癌机器人胸腔镜手术精要
ZHIQIGUAN FEIAI JIQIREN XIONGQIANGJINGSHOUSHU JINGYAO

主编：罗清泉　　申屠阳

□丛书策划　郑　杰　　汪道远
□项目编辑　陈海波　　廖莉莉
□责任编辑　陈　娜　　高　晨　　江苇妍
□责任校对　石曼婷
□责任印制　易红卫　　潘飘飘
□版式设计　朱三萍　　林子钰
□出版发行　中南大学出版社
　　　　　　社址：长沙市麓山南路　　　　　　邮编：410083
　　　　　　发行科电话：0731-88876770　　　　传真：0731-88710482
□策　划　方　AME Publishing Company
　　　　　　地址：香港沙田石门京瑞广场一期，16 楼 C
　　　　　　网址：www.amegroups.com
□印　　装　天意有福科技股份有限公司

□开　　本　710×1000　1/16　□印张 9　□字数 181 千字　□插页
□版　　次　2021 年 2 月第 1 版　□2021 年 2 月第 1 次印刷
□书　　号　ISBN 978 - 7 - 5487 - 4284 - 5
□定　　价　168.00 元

编者风采

主编： 罗清泉 教授

上海市胸科医院
上海交通大学附属胸科医院
上海市肺部肿瘤临床医学中心肺部肿瘤外科

上海市肺部肿瘤临床医学中心行政副主任，主任医师，博士生导师，医学博士。擅长肺、食管、纵隔、气管等胸外科疾病诊断和手术治疗，从事胸外科工作近32年，在肺癌、纵隔肿瘤、食管、气管等胸外科手术的临床和基础方面积累了丰富的经验，主要擅长胸部疾病的外科治疗，包括肺、食管、气管、纵隔等各类胸部疾病；共参加手术30 000余例，主刀20 000余例，包括许多重症和疑难杂症。于2009年完成中国大陆第一例达芬奇机器人人工智能系统辅助胸腔镜肺癌根治手术及纵隔肿瘤切除术，目前累计完成达芬奇手术超过1 800例。对微创治疗肺癌有丰富的临床与科研经验，并先后于国内外杂志发表论文50余篇，多次参加国内外学术交流。目前担任中国医师协会医学机器人医师分会第二届委员会副会长、海峡两岸医药卫生交流协会胸部肿瘤专业学组副主任委员及美国外科学院院士（FACS）。于2020年获得上海市医务工匠，上海工匠等荣誉。

主编： 申屠阳 教授

上海市胸科医院
上海交通大学附属胸科医院
上海市肺部肿瘤临床医学中心肺部肿瘤外科

上海交通大学医学院硕士生导师。兼任中国抗癌协会肺癌专业委员会委员、中国研究型医院学会胸外科专业委员会委员、中国抗癌联盟上海肺癌专业委员会副主任委员、上海市医学会肿瘤专业委员会委员、中国胸外科医师协会委员、《中国肺癌杂志》编委、《中国胸心血管外科临床杂志》编委及Chinese Journal of Cancer Research编委。主要从事肺癌的外科治疗和相关学术研究工作，对局部晚期肺癌的手术治疗积累了比较丰富的经验，对新辅助化疗后肺癌手术的临床研究国内领先。在国际上首次报道EGFR-TKIs具有抑制肺癌组织新生淋巴管形成并降低肺癌细胞向淋巴管迁移转移的重要作用。开展了上海市胸科医院首例目视纵隔镜手术，率先在华东地区开展电视纵隔镜手术并广泛应用于肺癌外科分期。对肺部小结节的鉴别诊断和微创手术积累了丰富的经验，创新了一种针对肺部周围病灶的模拟穿刺定位手术技术，近年更着力于多原发肺癌和原位癌的相关基础临床研究。获1998年和2002年"胸科青年人才奖"。获2003年上海市卫生系统第9届"银蛇奖"提名奖。获2001年和2006年上海市医药卫生成果各一项。主编出版《纵隔镜技术》，任《肺癌》（第三版）主编助理，任《名院名医胸外科特色治疗技术》副主编。

I

副主编：黄佳 医学博士

上海市胸科医院
上海交通大学附属胸科医院
上海市肺部肿瘤临床医学中心肺部肿瘤外科

熟练完成腔镜下或者达芬奇机器人辅助肺叶切除和肺段切除手术，以及袖型切除等支气管重建复杂手术。目前担任：吴阶平医学基金会模拟医学部胸外科青年委员会副主委；海峡两岸医药卫生交流协会肿瘤防治专家委员会胸部肿瘤专业学组委员；吴阶平医学基金会模拟医学部第一届胸外科专业委员会委员；中国医疗保健国际交流促进会胸外科分会青年委员会委员；中国医药教育协会肿瘤免疫治疗专业委员会委员。作为主要参与人员获得上海市科技进步奖二等奖一项，华夏医学科技奖二等奖一项，上海市抗癌协会进步奖二等奖一项，中国抗癌协会科技进步奖一项，上海市医学会科技进步奖一等奖一项。作为第一作者发表核心期刊论文10篇，SCI论文15篇，累计影响因子超过50分。以第一责任人成功申请专利4项。2011年赴香港威尔士亲王医院获得达芬奇机器人操作合格证书。入选2014年上海交通大学晨星优秀青年教师计划。

副主编：成兴华 医学博士

上海市胸科医院
上海交通大学附属胸科医院
上海市肺部肿瘤临床医学中心肺部肿瘤外科

上海交通大学医学院副研究员，毕业于北京大学医学院和伦敦大学国王学院，获外科学（北京大学）/生理学（伦敦大学）双博士学位。任中华医学会数字医学分会委员，上海市医学会数字医学委员会委员，国际肺癌研究协会（IASLC）会员，欧洲胸外科学会（ESTS）会员，中国抗癌协会肿瘤防治科普专业委员会青年委员，《临床肿瘤学杂志》（Journal of Clinical Oncology）中文版肺癌专刊青年编委等学术职务。发表SCI文章十余篇。主持国家自然科学基金、上海市科学技术委员会科技创新等课题多项。2018年入选上海市卫计委优秀青年医学人才培养计划，曾获上海交通大学医学院"九龙医学优秀青年人才奖"。

副主编：陈天翔 医学博士

上海市胸科医院
上海交通大学附属胸科医院
上海市肺部肿瘤临床医学中心肺部肿瘤外科

上海市胸科医院副主任医师。毕业于浙江大学，获得外科学博士学位，曾赴美国罗格斯新泽西州立大学进行访问研究。中国医药教育协会肺部肿瘤专业委员会青年委员，上海市中西医结合协会胸外科分会青年委员，欧洲胸外科学会（ESTS）会员。曾任*Journal of Thoracic Disease*、*Shanghai Chest*编委。主持国家自然科学基金、教育部博士点基金、上海市科学技术委员会西医引导项目等课题多项。在*Advanced Science*、*Cancer Research*、*Redox Biology*、*Annals of Thoracic Surgery*等SCI期刊发表多篇论文。曾获上海市人才发展资金、上海市"医苑新星"青年医学人才培养资助计划、上海交通大学"晨星–讲师"及上海交通大学医学院"九龙医学优秀青年人才奖"提名奖。

作者（以姓氏拼音首字母为序）：

陈天翔	陈小科	成兴华	丁征平
黄　佳	姜　龙	李剑涛	林　皓
陆佩吉	罗清泉	毛　锋	钱立强
申屠阳	杨运海	张　辉	周谦君

尊者寄语

　　上海市胸科医院60多年来不断发展进步，始终引领中国胸外科专业航向。在肺癌领域，本中心"内外兼修"，获得同道认可，并已于2002年成立上海市肺部肿瘤临床医学中心。外科后起之秀把握学科潮流，在前辈工作的基础之上，将微创技术全面应用于肺癌外科的临床上，机器人手术的数量更是达到国际领先水平。他们还善于总结，将临床经验修撰成书，欣慰之至，可喜可贺！希望这本专著能够为肺癌微创外科提供有益的临床指引。

　　肺癌手术依然应该遵循肿瘤外科的基本原则，希望外科医生在微创时代注重培养自己精湛的解剖技术，减少组织翻动，把握微创手术指征，以患者利益为至上考量，确保手术安全。须知在早期病例居多的情形下，年轻一代缺乏高难度手术的磨练，正是需要强化之处，是为切嘱。

周允中

2020年春日于沪上

AME 外科系列图书序言

我们AME旗下的心胸外科杂志*Annals of Cardiothoracic Surgery*有一位来自美国罗切斯特（Rochester）的作者，他是个左撇子。在进入外科学习的初始阶段，他遇到了很大障碍，例如，术中使用剪刀和完成打结动作时，他的动作都与教科书上要求的动作相反，于是在手术台上经常"挨老师打"。

后来，他将自己的这段经历和经验总结成文，并发表在一本期刊上，希望能够帮助到与自己"同病相连"的其他外科医生。出乎意料的是，那篇文章发表之后，无数外科医生给他发邮件，向他请教和探讨左撇子医生应该如何接受外科培训，等等。后来，他认识了*Annals of Cardiothoracic Surgery*的主编Tristan D. Yan教授，恰好Tristan也是一位左撇子医生。Tristan鼓励他去做一名心脏外科医生，因为在心脏外科手术中，有一些步骤需要使用左手去完成缝合等动作。Tristan的观点是，外科医生最好左右手都训练好。

前段时间，我陪女儿第一天去幼儿园报到的时候，与幼儿园老师聊了一会，最后，老师问我们家长，有哪些需要注意的地方。我特地交代老师，千万不要将我女儿的用手习惯"矫正"了，让她保持自己的左撇子。老师很惊讶地问我为什么。

2013年12月7日，我们在南通大学附属医院举办了第二届AME学术沙龙，晚餐之后，上海市中山医院胸外科沈亚星医生带领我们几位学术沙龙委员去他的房间喝茶。酒店的电梯位于中间，出了电梯，先向左，再向左，再向左，再向左，然后，到了他的房间门口。我们一群人虽然被绕晕了，但是，还是有点清醒地发现他的房间其实就在电梯口的斜对面，顿时，哈哈大笑。他第一次进房间的时候，就是沿着这个路线走的，所以，第二次他带我们走同样的路。亚星说，其实，这就是"典型的"外科医生！

每一步手术步骤，每个手术动作，都是老师手把手带出来的，所以，很多外科医生喜欢亲切地称呼自己的老师为"师傅"。

如何才能成为一位手术大师？除了自身的悟性和勤奋之外，师傅的传授和教导应该是一个很重要的因素。犹如武林世界，各大门派，自成体系，各有优劣，这是一个不争的事实，外科界亦是如此。

于是，对于一位年轻的外科医生而言，博采众家之长，取其精华，去其糟粕，显得尤为重要。所以我们策划出版了这个系列的图书，想将国内外优秀外科团队的手术技艺、哲学思考和一些有趣的人文故事，一一传递给读者，希望能够对外科医生有一点启发和帮助。是为序。

汪道远

AME出版社社长

序言

　　得益于医疗器械设备创新优化，加之近年体检普惠大众，更兼微小病灶肺癌认知日渐深化，早期发现病灶的手术比例渐增居高，多维助推微创腔镜手术的潮流，使胸腔镜和机器人辅助的肺部手术业已成为普适的胸外科操作，诚为时势造英雄。托庇于上海市胸科医院年逾六十的历史积淀，我院在国内肺癌领域的中枢地位昭然共识，肺癌手术数量经年递增已超万例，其中绝大部分凭借胸腔镜和机器人辅助完成，因而累积了大量宝贵的临床经验和资料。我科于2009年完成中国大陆首例机器人辅助肺叶切除术，迄今总计完成1 500余例，年手术例数和技术稳居国际领先水平。回顾历史，深知我院胸腔镜和机器人手术能够成功开展，浸润着领导的支持、前辈的远见、同道的教诲，衷心感谢他们无私的帮助！

　　2019年，AME提出希望撰写一本介绍机器人辅助肺癌手术的专著，笔者欣喜于总结工作的良机，却惶恐于自己的才疏学浅。在国家开放和信息共享的时代，国内学界可谓百舸争流各显神通，类似专著也已领据先机，经科室同道群策共议，我科决定聚全体之力共襄此一盛举，以本中心的手术基数和技术优势，或可在相关领域获得一席之地，遂有《支气管肺癌机器人胸腔镜手术精要》之发端。其后近一年的时间里，各位同仁在繁忙的临床工作之暇，欣然为本书执笔尽力，他们总结经验，荟萃进展，精雕细琢，妙笔生花，终得撰成此书，衷心感谢同事们付出的艰辛劳动！

　　能为推广机器人胸腔镜技术在我国的应用，提高肺癌微创手术操作的水平做出积极而点滴的贡献，实为本书全体编撰、出版同仁的殷切期望。书中部分理念观点属一家之言，盼同道商榷以促学科发展，文图疏漏亦祈阅者指正以助至臻。

　　感谢周允中教授审阅并寄语本书，他是我们尊崇的前辈和师长，此书因他先行工作的铺垫和指引而获益良多。

　　感谢AME林雪怡女士自始至终为本书策划编撰，辛勤奔波，她高效而卓越的工作表现获得全体编者的一致赞许。

　　感谢AME江苇妍女士，虽然素未谋面，作为本书的责任编辑，她细致而出色的工作获得全体编者的一致尊敬。

罗清泉，申屠阳

2020年春日于沪上

目　录

第一章　肺癌机器人胸腔镜手术的历史沿革和现状
周谦君，姜龙，黄佳，罗清泉 …………………………………………… 1

第二章　肺癌微创手术的外科应用解剖
毛锋，申屠阳 …………………………………………………………… 11

第三章　机器人胸腔镜围手术期的准备及注意事项
黄佳 ……………………………………………………………………… 46

第四章　各类肺癌机器人胸腔镜手术实录解读
李剑涛，陈天翔，黄佳，陆佩吉，成兴华 ……………………………… 57

第五章　肺癌机器人胸腔镜手术的淋巴结清扫特点
林皓，陆佩吉 …………………………………………………………… 90

第六章　肺癌微小病灶的定位方式和选择应用
张辉，申屠阳 …………………………………………………………… 95

第七章　肺癌微创手术的快速康复
杨运海，陈天翔 ………………………………………………………… 106

第八章　肺癌微创手术相关并发症的处理原则
丁征平，钱立强，陈小科 ……………………………………………… 116

第九章　肺癌机器人胸腔镜手术操作指南荟萃
成兴华，罗清泉 ………………………………………………………… 126

第一章　肺癌机器人胸腔镜手术的历史沿革和现状

一、机器人概念的萌芽与发展

最初有关仿人类装置的概念，可以追溯到大约2500年前《伊利亚特》中的潘多拉。而有关自动化机械的重大进步则发生于早期工业革命时代，约瑟夫·玛丽·雅卡尔（Joseph Marie Jacquard）于1801年发明了一种可编程织机的纺织机械，这是纺织工业大规模生产的革命性进步。19世纪90年代初期，尼古拉·特斯拉（Nikola Tesla）开展了远程控制与操作设备的初步实验。1892年，苏厄德·巴比特（Seward Babbitt）设计了一台带有"夹子"的起重机，用于从铸炉中取出铸锭。

然而，直到1921年，捷克剧作家卡雷尔·卡佩克（Karel Capek）才首次提出"机器人"这一名词。而"机器人技术"这一名词则由著名的美国作家和科学家艾萨克·阿西莫夫（Isaac Asimov）于1940年首次提出，他将机器人技术定义为包含人工智能和机械工程的科学，并制订了著名的阿西莫夫机器人定律。尽管这一定律的提出完全基于虚构的情况，但直至今日，这一定律仍被用于判断现代机器人的实用性和安全性。在机器人外科中，基于阿西莫夫机器人定律与机器人自治的不确定性，目前将外科机器人系统限定为辅助人类进行操作。

二、机器人外科的发展

虽然目前微创外科、机器人外科与内窥镜外科具有相似的含义，但机器人外科最初的萌芽却与内窥镜外科完全无关。目前一般认为，机器人外科技术最初起源于遥控操作的概念或保护操作人员免于在危险的环境下执行任务。在20世纪80年代末，斯坦福国际研究院的研究人员在美国国防高级研究计划管理局和美国国立卫生研究院的资助下，开发了一种原型手术机器人系统，将远程遥控操作与基本力触觉反馈、多模态感官反馈、立体成像和人体工程学相结合。该系统旨在协助远程驻扎的外科医生，使他们能够在战场附近的前方区域对受伤的士兵进行手术治疗，从而减少在野战外科中抢救时间的延迟。麻省理工学院、IBM沃森实验室和美国宇航局喷气推进实验室也在同期开展其他研究。

第一个协助手术的机器人外科系统是在温哥华开发和使用的Arthrobot，该系统能够根据语音命令进行操作和定位，并于1984年3月12日在温哥华首次用于外科手术。在其后的12个月内，共开展了60多次关节镜外科手术。同时开发的其他相关机器人装置还包括手术器械护士机器人，以及医学实验室机器人手臂，其中手术器械护士机器人可通过语音命令递送手术器械。

1985年，机器人外科系统Unimation Puma 200被应用于神经外科，实现了在CT引导下进行脑组织活检。但是实际上，Unimation Puma 200并不是一台专用的手术机器人，它其实是一台关节式的臂式工业机器人，这是首次将机器人技术运用于医疗外科手术中，是一个具有划时代意义的开端。但是当时生产该机器人的公司为了安全考虑，曾禁止将该机器人用于手术。在20世纪80年代后期，伦敦帝国理工学院开发了PROBOT，用于进行前列腺手术。这种机器人的优点是外形尺寸小，操作精度高，并且可以连续进行工作。1992年，ROBODOC被应用于全髋骨置换、髋骨置换及修复和膝关节置换等手术。ROBODOC是美国食品药品监督管理局（Food and Drug Administration，FDA）批准的第一个手术机器人系统。

1993年7月7日，美国宇航局的喷气推进实验室与意大利米兰的遥控机器人实验室合作，首次实现由一名在美国加利福尼亚州的外科医生为米兰的实验猪进行了远程肝脏囊肿手术。虽然按照今天的标准判断，该仪器和系统功能非常粗糙，但它完成了远程手术的概念验证。

1994年，机器人手术系统迎来了新的突破，第一个获得FDA批准的腹腔镜摄像机系统——AESOP正式推出。生产AESOP的电脑动作公司（Computer Motion）最初由美国国家航空航天局（National Aeronautics and Space Administration，NASA）提供资金资助，旨在开发一种可用于太空的机器人手臂，但最终成为用于腹腔镜手术的摄像机系统。1996年，AESOP 2000增加了语音控制系统，1998年，AESOP 3000实现了模仿人手的七个自由度活动。

1995年，由弗雷德·莫尔（Fred Moll）、罗布·杨（Rob Younge）和约翰·弗罗因德（John Freund）创立的直观外科手术（Intuitive Surgical）公司正式组建，其目标为创建一个医疗遥控机器人，通过良好的外科医生-机器人交互界面，使外科医生可以在机器人的辅助下，流畅、便捷地展现手术技巧。

三、机器人外科的成熟

Intuitive Surgical公司和Computer Motion公司进一步发展了机器人外科系统，开发出了达芬奇手术系统和ZEUS机器人手术系统，极大地推动了机器人外科系统的发展。

1989年，在美国政府和私人资金的支持下，王玉伦成立了医疗机器人公司Computer Motion。1998年，Computer Motion公司正式推出ZEUS机器人手术系统，并开始尝试远程机器手术的想法，由外科医生在控制台上与机器人保持一定距离并对患者进行操作。关于ZEUS机器人手术系统的应用，1998年7月完成输卵管再通术，1999年10月完成心脏冠状动脉旁路移植术，2001年9月完成远程胆囊切除术，2003年完成心脏手术中的左乳内动脉切除术。2001年10月，仅在达芬奇机器人系统获得批准的几个月后，FDA批准了ZEUS外科手术系统。2002年，随着市场对外科手术机器人技术的接受度越来越高，Intuitive Surgical和Computer Motion之间的竞争开始变得激烈。在一些复杂的知识产权纠纷之后，2003年3月7日，两家公司宣布合并，合并之后，ZEUS机器人手术系统停止了生产。

达芬奇手术机器人系统的原型产品是由斯坦福国际研究院开发的，得到了美国国防高级研究计划管理局和NASA的资助。尽管开发远程手术机器人最初的目的是为了在战场和其他条件下开展远程手术，但该系统最终却首先应用于微创手术，原型产品的专利后来被出售给Intuitive Surgical公司进行商业开发。达芬奇手术机器人系统可以捕获外科医生的手部动作，并将其电子转换为按比例缩小的微动，以操纵微小的专有仪器。它还可以检测并过滤掉外科医生手部运动中的震颤，避免震颤的传导。系统中使用的相机可以为外科医生提供真实的立体图像。与ZEUS相比，达芬奇机器人将套管针连接到手术台上，可以模仿人的手腕。2000年，达芬奇手术机器人系统获得了FDA批准，开展腹腔镜手术，成为美国第一个获得批准的手术机器人系统。关于达芬奇机器人系统的早期应用，1998年5月在德国开展第一例机器人辅助心脏旁路手术，1999年9月在美国开展第一例机器人辅助心脏旁路手术。2005年，达芬奇机器人手术系统在犬类和尸体模型中首先开展经口机器人手术（TORS），这是FDA批准的唯一一种进行头颈部手术的机器人，并且在2006年，3名患者应用这种技术进行了舌切除术。手术更清晰地显示了颅神经、舌神经和舌动脉，并且患者更快地恢复了正常吞咽。2007年8月，开展了第一例机器人辅助显微外科手术。2008年2月，开展了第一例机器人小儿神经源性膀胱重建术。2009年1月，开展了第一例全机器人辅助肾脏移植手术。

此外，2008年5月12日，加尼特·萨瑟兰（Garnette Sutherland）医生应用NeuroArm机器人手术系统在卡尔加里大学进行了第一次图像引导的磁共振兼容机器人神经外科手术。2008年6月，德国航空航天中心（DLR）推出了一种用于微创手术的机器人系统MiroSurge。2010年9月，埃因霍温科技大学宣布开发Sofie手术系统，这是第一个具有力触觉反馈的手术机器人系统。

自2002年梅尔菲（Melfi FM）等人报道了第一例机器人辅助肺叶切除手术后，机器人在胸外科领域得到逐步推广。根据美国卫生保健质量和研究署数据库显示，2013年机器人肺叶切除手术在所有肺叶切除手术中占比达到11%，相较2009年的1%有显著提高。2011—2015年末，全球开展机器人肺叶切除手术的中心数量增长了90%，同期机器人肺叶切除手术数量增加了185%。

机器人肺叶切除手术患者的选择与电视辅助胸腔镜手术（Video assisted thoracoscopic surgery，VATS）相似，以早期非小细胞肺癌患者为佳。许多外科医生建议选择未进行过新辅助治疗，之前无胸部手术史且未侵犯气管支气管或胸壁的Ⅰ或Ⅱ期非小细胞肺癌患者来进行机器人手术。帕克（Park BJ）等人将机器人肺叶切除手术指征扩大到局部晚期的非小细胞肺癌患者，表明对于局部晚期的非小细胞肺癌患者来说，机器人手术具有其特有的优势且可达到与开放手术相仿的无病生存率和总生存率。切尔弗里奥（Cerfolio）等人在保证切缘阴性和彻底系统性淋巴结清扫的情况下甚至将机器人手术适应证扩大到肿瘤大小达到9.4 cm。近年来，多篇文献表明即使对于需要气管成形的复杂病例，机器人手术仍可适用，2016年上海市胸科医院潘旭峰等报道了世界首例机器人双袖手术，表明机器人可进行更复杂的血管气管成形手术且具有满意的术后短期效果。

目前已报道的机器人肺切除手术有数种不同的方法。Park BJ等人在机器人手术中运用了胸腔镜技巧，包括打孔的位置和由前到后的肺门游离方法，通过2个胸腔镜孔置入3条机械手臂，同时需要一个4 cm长的辅助切口进行辅助。也有一些文献报道采用"4孔法"，即3条机械手臂孔与1个辅助孔的技术手段。切尔弗里奥使用了四条机械手臂的"全孔式"机器人肺切除手术技巧，为了保持胸腔内CO_2的压力，仅在手术的最后另作一切口取出标本。上海交通大学附属胸科医院最初也是使用人工气胸的"全孔式"机器人肺切除手术技巧，但是在手术过程中无法使用吸引器暴露的痛点始终无法消除，因此后来改为"4孔法"，即3条机械手臂孔与1个辅助孔的技术手段，从而使得手术时间大大缩短，手术过程"行云流水"。

四、中国机器人外科的发展

2006年12月，解放军总医院引进我国第一台达芬奇手术机器人系统，并于2007年1月完成国内首例全机器人微创心脏手术。2009年，上海市胸科医院罗清泉等完成我国首例机器人辅助肺癌根治术和机器人辅助纵隔肿瘤切除术。

目前，全球共安装达芬奇手术机器人4 528台，采用达芬奇手术系统治疗的患者总数超过600万例。在绝对装机量上，中国与海外尤其欧美的差距仍很明显；但从单机使用频率来看，中国已达到全球第一。截至2018年，中国已拥有78台达芬奇手术机器人，累计完成达芬奇机器人手术100 297例，其中泌尿外科手术45 183例、胸外科手术12 149例、妇科手术11 468例、结直肠外科手术10 664例。2018年全年完成达芬奇机器人手术32 636例，其中泌尿外科手术15 161例、胸外科手术3 984例、妇科手术3 899例、结直肠外科手术3 198例。

截至2018年，国内共完成达芬奇机器人胸外科手术12 149例。其中，上海市胸科医院2 687例，北部战区总医院（原沈阳军区总医院）1 283例，东部战区总医院（原南京军区总医院）1 140例。2018年全年，国内共完成达芬奇机器人胸外科手术3 984例，其中上海市胸科医院621例，陆军特色医学中心（原大坪医院）463例，天津肿瘤医院306例。

作为我国最早开展达芬奇机器人胸外科手术的上海市胸科医院，截至2018年，共完成达芬奇机器人肺部手术1 605例，纵隔手术706例，食管手术358例；上海市胸科医院肺部肿瘤临床医学中心罗清泉教授共完成达芬奇机器人肺部手术1 246例（其中肺叶切除术1 010例），纵隔手术153例，探索与总结了达芬奇机器人胸外科手术的中国经验。

2009年6月，手术机器人技术获得原卫生部第三类医疗技术临床应用准入（卫办医政发〔2009〕84号）。2009年11月，原卫生部医政司组织制定《人工智能辅助治疗技术管理规范（试行）》（卫办医政发〔2009〕197号），对手术机器人配置条件、临床应用和管理标准进行规范。2012年7月，我国成立首个机器人手术学术团体——中国医师协会外科分会机器人外科委员会。2016年12月，中国医师协会外科医师分会机器人外科医师委员会第二届委员会成立。在"十三五"规划纲要中，手术机器人被列为国家重点发展项目。

在国家政策的重点支持下，国产手术机器人的发展也取得了一定突破，主要进展如下：

（1）CRAS：中国人民解放军总医院第六医学中心（原海军总医院）与北京航空航天大学联合研发的机器人系统CRAS是国内手术机器人系统的先行者，已完成第五代的研制和临床应用。该系统选用PUMA260、262机器人作为系统辅助操作的执行机构。第一代机器人于1997年5月首次应用于临床，第二代于1999年研制成功，实现了无框架立体定向手术。第五代机器人除了具备前四代机器人的特点外，自动定位功能更加先进，实现了视觉自动定位，使手术误差更小，手术操作更加快捷安全。该系统能通过互联网实施远程操作手术。2005年12月12日，在北京与延安之间利用互联网成功进行了2例立体定向手术。

（2）微创腹腔外科手术机器人系统：由哈尔滨工业大学机器人研究所研制成功，并通过国家高技术研究发展计划（863计划）专家组的验收。据哈工大机器人研究所的研发人员介绍，国产微创腹腔外科手术机器人系统具有我国自主知识产权，研究人员针对微创外科手术的多种术式，在手术机器人系统的机械设计、主从控制算法、三维（3D）腹腔镜与系统集成等关键技术上都有了重要突破。

（3）"妙手S"手术机器人：由天津大学、中南大学等单位联合研发，具备自主知识产权的"妙手S"机器人在中南大学湘雅三医院成功完成三台手术，宣告国内首例国产机器人手术成功开展。"妙手S"是天津大学研发的具有自主知识产权的微创外科手术机器人系统，较国外同类产品有三点技术优势：第一是运用了微创手术器械多自由度丝传动解耦设计技术，解决了运动耦合问题，固定、防滑、防松，更有利于精度保持；第二是实现了从操作手的可重构布局原理与实现技术，使机器人的"胳膊"更轻，更适应手术的需要；第三是运用系统异体同构控制模型构建技术，解决了立体视觉环境下手-眼-器械运动的一致性。

（4）NSRS：香港理工大学成功研发了全球首台内置马达外科手术专用机器人系统NSRS，这项研究借助了香港大学李嘉诚医学院的外科临床经验，并已成功应用于动物实验。该系统内置马达驱动机械臂，可经由单一切口或自然腔道进入人体进行各类腹腔或盆腔手术，并能提供良好的力触觉反馈。

五、上海市胸科医院肺部肿瘤临床医学中心机器人辅助肺癌手术的实践和成果

上海市胸科医院肺部肿瘤临床医学中心2009年至2018年12月，共收入1 000例肺部肿瘤患者（表1-1），其中男性患者327例，女性患者673例；年龄20~76（56.21±11.33）岁。肿瘤位于右肺上叶354例，位于右肺中叶81例，位于右肺下叶276例，位于左肺上叶44例，位于左肺下叶245例。肿瘤最大径为0.3~3.0 cm，平均（1.48±0.68）cm，手术方式选择为肺叶切除855例，肺段切除73例，楔形切除56例，双肺叶切除11例，袖型切除5例。术后病理腺癌875例，鳞癌52例，其他良性肿瘤共73例。

1 000例患者接受达芬奇机器人辅助肺叶切除手术总时长（包含从切皮、装机到关胸结束）46~300 min，平均（90.31±19.70）min；术中估计出血量0~100 mL共计371例（95.80%），101~400 mL 12例（3.60%），>400 mL 2例（0.60%）；中转开胸9例（0.9%），4例因肺动脉分支出血，5例因胸腔致密粘连所致分离困难；围术期无输血病例。术后30 d死亡患者1例，死亡原因为肺栓塞。患者出现术后肺部漏气>5 d 77例，肺部感染22例，心律失常35例。皮下气肿再置管10例，乳糜胸38例，脑梗死2例，支气管胸膜瘘5例，均在保守治疗情况下拔管出院，具体见表1-2。

患者术后第1天引流量0~960 mL，平均（229.19±131.67）mL；术后留置胸管2~12 d，平均（3.85±1.43）d，无带管出院患者；术后住院2~12 d，平

表1-1　1 000例机器人肺手术患者临床资料

临床资料	例数（平均数）
性别	
男	327
女	673
年龄（岁）	56.21±11.3
肿瘤位置	
右上	354
右中	81
右下	276
左上	44
左下	245
手术方式	
叶切	855
段切	73
楔形切除	56
袖型切除	5
双肺叶切除	11
肿瘤最大径（cm）	1.48±0.68
术后病理	
腺癌	875
鳞癌	52
良性肿瘤	73

表1-2　术后并发症

术后并发症	例数
漏气>5 d	77
肺部感染	22
心律失常	35
皮下气肿需再置管	10
支气管胸膜瘘	5
乳糜胸	38
脑梗死	2

均（4.96±1.51）d，住院>7 d 12例（3.60%），术后漏气为主要原因（35例，9%），无30 d内再入院患者。所有患者均进行了淋巴结采样或淋巴结清扫术，取淋巴结2~9组，平均（5.59±1.36）组，取淋巴结个数3~21枚，平均（9.60±3.21）枚。患者住院期间总费用（包含自费费用及医保覆盖费用）60 389.66~134 401.65元，平均（92 710.53±12 367.23）元。

上海市胸科医院肺部肿瘤临床医学中心一直致力于达芬奇机器人辅助肺部手术的探索，通过对这1 000例患者的治疗，已经摸索出一套快速、安全、有效的切除肺叶的手术方法，并发表多篇相关SCI期刊收录论文，申请部级课题一项，完成两本专著。

参考文献

[1]　Clarke R. Asimov's Laws of Robotics Implications for Information Technology-Part 2[J]. Computer January, 1994, 27(1): 57-66.

[2]　Joseph Marie Jacquard[Z]. History-Computer.com.

[3]　Editors H C. Nikola Tesla[Z]. 2019. Available online: https://www.history.com/topics/inventions/nikola-tesla.

[4]　Clarified S. Robotics[Z].

[5]　1921 and the First Robots[Z]. The First Robots.

[6]　Clarke R. Asimov's Laws of Robotics Implications for Information Technology-Part 1[J]. Computer January, 1993, 26(12): 53-61.

[7]　Shah J, Vyas A, Vyas D. The History of Robotics in Surgical Specialties[J]. Am J Robot Surg, 2014, 1(1): 12-20.

[8]　Lechky O. World's First Surgical Robot in B.C.[N]. Medical Post.

[9]　Kwoh YS, Hou J, Jonckheere EA, et al. A robot with improved absolute positioning accuracy for CT guided stereotactic brain surgery[J]. IEEE Trans Biomed Eng, 1988, 35(2): 153-160.

[10]　Paul HA, Bargar WL, Mittlestadt B, et al. Development of a surgical robot for cementless total hip arthroplasty[J]. Clin Orthop Relat Res, 1992(285): 57-66.

[11]　Sackier JM, Wang Y. Robotically assisted laparoscopic surgery. From concept to development[J]. Surg Endosc, 1994, 8(1): 63-66.

[12]　Begin E, Gagner M, Hurteau R, et al. A robotic camera for laparoscopic surgery: conception and experimental results[J]. Surg Laparosc Endosc, 1995, 5(1): 6-11.

[13]　Kraft BM, Jäger C, Kraft K, et al. The AESOP robot system in laparoscopic surgery: increased risk or advantage for surgeon and patient?[J]. Surg Endosc, 2004, 18(8): 1216-1223.

[14]　Schneeberger EW, Michler RE. An Overview of the Intuitive System: The Surgeon's Perspective[J]. Operative Techniques in Thoracic and Cardiovascular Surgery, 2001, 6(3): 170-176.

[15]　Lanfranco AR, Castellanos AE, Desai JP, et al. Robotic surgery: a current perspective[J]. Ann Surg, 2004, 239(1): 14-21.

[16]　Satava RM. Robotic surgery: from past to future--a personal journey[J]. Surg Clin North Am,

2003,83(6): 1491-500, xii.

[17] Damiano RJ, Maniar HS. An Overview of the Computer Motion System[J]. Operative Techniques in Thoracic and Cardiovascular Surgery, 2001, 6(3): 149-155.

[18] Boyd WD, Rayman R, Desai ND, et al. Closed-chest coronary artery bypass grafting on the beating heart with the use of a computer-enhanced surgical robotic system[J]. J Thorac Cardiovasc Surg, 2000, 120(4): 807-809.

[19] Alt SJ, Worrell B. More surgeons do minimally invasive heart surgery[J]. Health Care Strateg Manage, 2004, 22(4): 1, 11-19.

[20] Senapati S, Advincula AP. Telemedicine and robotics: paving the way to the globalization of surgery[J]. Int J Gynaecol Obstet, 2005, 91(3): 210-216.

[21] Dervaderics J. [The beginnings of robotic surgery--from the roots up to the da Vinci telemanipulator system][J]. Orv Hetil, 2007, 148(49): 2307-2313.

[22] Lucas SM, Pattison EA, Sundaram CP. Global robotic experience and the type of surgical system impact the types of robotic malfunctions and their clinical consequences: an FDA MAUDE review[J]. BJU Int, 2012, 109(8): 1222-1227; discussion 1227.

[23] Sutherland GR, Latour I, Greer AD. Integrating an image-guided robot with intraoperative MRI: a review of the design and construction of neuroArm[J]. IEEE Eng Med Biol Mag, 2008, 27(3): 59-65.

[24] Hagn U, Konietschke R, Tobergte A, et al. DLR MiroSurge: a versatile system for research in endoscopic telesurgery[J]. Int J Comput Assist Radiol Surg, 2010, 5(2): 183-193.

[25] Coxworth B. Surgical robot provides haptic feedback to users[Z]. 201016613.

[26] Melfi FM, Menconi GF, Mariani AM, et al. Early experience with robotic technology for thoracoscopic surgery[J]. Eur J Cardiothorac Surg, 2002, 21(5): 864-868.

[27] Rajaram R, Mohanty S, Bentrem DJ, et al. Nationwide Assessment of Robotic Lobectomy for Non-Small Cell Lung Cancer[J]. Ann Thorac Surg, 2017, 103(4): 1092-1100.

[28] Park BJ. A complete video-atlas of five robotic-assisted lobectomies[J]. Ann Cardiothorac Surg, 2012, 1(1): 100-101.

[29] Cerfolio RJ, Bryant AS, Skylizard L, et al. Initial consecutive experience of completely portal robotic pulmonary resection with 4 arms[J]. J Thorac Cardiovasc Surg, 2011, 142(4): 740-746.

[30] Pan X, Gu C, Wang R, et al. Initial Experience of Robotic Sleeve Resection for Lung Cancer Patients[J]. Ann Thorac Surg, 2016, 102(6): 1892-1897.

[31] Gao C. Robotic Cardiac Surgery[M]. Dordrecht: Springer, 2014.

[32] 黄佳, 罗清泉, 赵晓菁, 等. 胸腺瘤切除术中机器人辅助胸腔镜技术的应用[J]. 肿瘤, 2009, 29(8): 796-798.

[33] 黄佳, 罗清泉, 谭强. 机器人外科手术系统辅助胸腔镜胸腺瘤切除手术一例[J]. 2010, 33(11): 1072-1072.

[34] 林皓, 黄佳, 谭强, 等. 机器人辅助胸腔镜左肺下叶切除两例[J]. 机器人辅助胸腔镜左肺下叶切除两例[J]. 中华腔镜外科杂志(电子版), 2012, 5(4): 28-31.

[35] Castellano S. Intuitive Surgical: Potentially Attractive Entry Point Following Any Post-2Q18 Sell Off[Z]. 2018.

[36] 李重武, 黄佳, 李剑涛, 等. 连续1000例机器人辅助胸腔镜肺部手术回顾性分析[J].

中国胸心血管外科临床杂志,2019,26(1):42-47.

[37] 黄佳,罗清泉,方文涛,等.机器人外科手术系统辅助治疗纵隔肿瘤的初步经验[J].上海医学,2011,34(1):47-50.

[38] 黄佳,赵晓菁,林皓,等.单向四孔法全胸腔镜肺叶切除术治疗非小细胞肺癌的临床研究[J].中国胸心血管外科临床杂志,2012,19(2):125-129.

[39] 黄佳,罗清泉,方文涛,等.机器人辅助胸腔镜技术应用于胸外科初步经验[J].中华腔镜外科杂志(电子版),2012,5(4):22-27.

[40] Huang J,Luo Q,Tan Q,et al. Initial experience of robot-assisted thoracoscopic surgery in China[J]. Int J Med Robot,2014,10(4):404-409.

[41] 陈飞,干振华,柳飞,等.手术机器人临床运用管理的思考[J].中国卫生质量管理,2015,22(5):30-33.

[42] 王亚明,周杰,张剑宁.无框架立体定向机器人引导颈椎弓根螺钉植入的实验研究[J].中华脑科疾病与康复杂志(电子版),2011,1(2):107-114.

[43] 马如奇.微创腹腔外科手术机器人执行系统研制及其控制算法研究[D].哈尔滨:哈尔滨工业大学,2013.

[44] 李爱民,李进华,李建民,等.国产机器人妙手S系统远程手术实验研究[J].腹部外科,2016,29(06):473-477.

[45] Lam M W. The world's first internally motorized minimally invasive surgical robotic system for single incision or natural orifice (incision-less) robotic surgery[Z]. 2016.

编写整理：周谦君，姜龙，黄佳，罗清泉

内容审核：陈天翔

第二章　肺癌微创手术的外科应用解剖

肺癌外科手术成功的首要因素，在于娴熟的技术与扎实的解剖基础。精湛的手术技术，不仅成就完美的手术，对于减少患者创伤，缩短手术时间，亦至为关键，因而也是达成微创本质的重要一环。肺癌微创手术中的解剖环节，其基础是开放手术中对肉眼三维解剖的积累和训练。对于普通胸腔镜下二维图像的引导操作，虽有一段适应和学习曲线，但"万变不离其宗"，解剖条件良好的小病灶肺癌胸腔镜手术，其解剖对于具有长期局部晚期肺癌手术经验的资深医生来说可谓"雕虫小技"，实无神秘之处。尽管如此，屏幕引导操作的解剖，依然有其独特之处。撇开常规解剖不论，就肺癌微创手术中的解剖要点，按照不同的肺叶（段）图说如下。

一、右肺上叶切除的外科解剖

（一）概述

右上叶是肺癌最好发的部位，熟练掌握其解剖，意味着解决了多数肺癌的腔镜手术技术，因而予以详述。右肺上叶的肺叶切除范围和支气管动静脉的交互解剖结构见图2-1。

支气管起自右主支气管的外侧面，动脉包括自右肺门上方发出的前干（一般再分支为尖段和前段动脉），以及自横裂内发出的后段动脉。右上肺静脉最靠前，有时紧邻肺动脉干，壁薄而宽阔，解剖有难度且风险较高。3支肺段静脉通常汇合共干进入左心房，偶有分支单独回流入左心房，横裂不全时中叶静脉常在叶内汇入上叶静脉，所以在切断右上肺静脉前务必确认中叶静脉的位置（图2-2）。

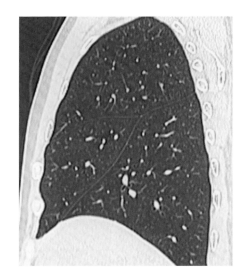

图2-1　右上肺叶切除范围

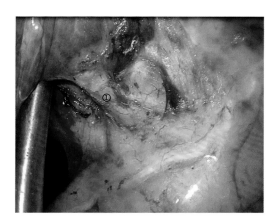

图2-2　右上肺静脉和右中叶静脉
①：右中肺静脉。

（二）右上叶切除的外科解剖程序

1. 一般根据

手术者个人习惯和患者具体解剖条件，可以采取前入路和后入路，但不必执着于单一路径，一切以安全、快捷为标准，在手术过程中灵活运用，酌情调整。本团队的习惯程序是先解剖叶裂离断后段动脉、解剖切开横裂、游离切断右上叶静脉和尖前段动脉，最后切断右上叶支气管，可称之为"中入路"。

2. 前入路的外科解剖程序

（1）牵拉上叶，在右膈神经的后方切开纵隔胸膜，自右肺门的上界奇静脉弓向下到上肺静脉，解剖、松动上肺静脉，从而得以接近肺动脉前干及其尖段和前段分支，分别切断它们（图2-3，图2-4）。

（2）在斜裂中解剖肺动脉的叶间部分（图2-5），切开斜裂有助于暴露分离出后段动脉，后段动脉可有1~3支，一般以血管夹或血管切割闭合器处理，如果血管较细，也可结扎或超声刀凝闭处理（图2-6）。

（3）向下方牵拉上叶，以便能看到支气管的后上表面，清除支气管周围结缔组织、支气管动脉和支气管旁淋巴结，以钳闭器切断支气管（图2-7，

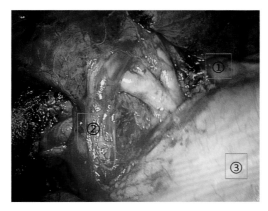

图2-3　游离前上肺门
①：奇静脉弓；②：右上肺静脉；③：膈神经。

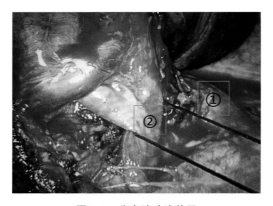

图2-4　分离肺动脉前干
①：奇静脉弓；②：肺动脉前干。

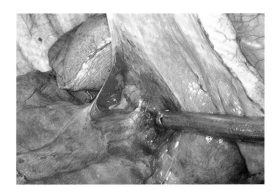

图2-5 解剖肺裂中的肺动脉：肺裂分化不完全

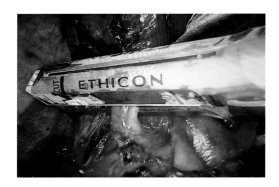

图2-6 分离处理后段动脉

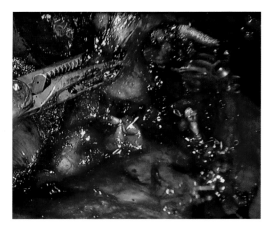

图2-7 分离右上叶支气管

图2-8）。

（4）横裂罕见完全，确认中叶静脉已避开，通气试验调整切割缝合器位置，离断横裂（图2-9）。

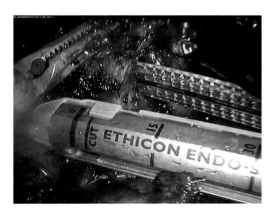

图2-8 闭合切断处理右上叶支气管

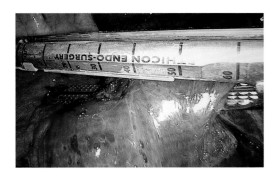

图2-9 切割缝合横裂

3. 后入路的外科解剖程序

（1）打开斜裂后部并切断后段动脉，清除支气管前、下和上表面周围的所有组织（图2-10）。

（2）用钝头器械轻轻穿越上叶支气管前表面，操作一直要紧贴支气管表面以防损伤其前面的尖前段动脉（图2-11），此处操作显露不佳，若手感分离

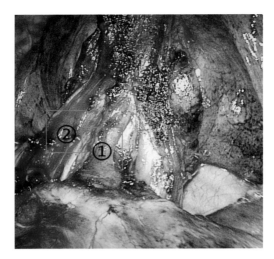

图2-10　廓清右上叶支气管
①：后段动脉；②：上叶支气管。

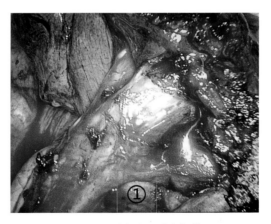

图2-11　游离右上叶支气管
①：尖前段动脉。

间隙较紧致，宜前、后入路结合尝试，忌蛮力操作。

　　（3）切断上叶支气管，从后侧解剖游离尖前段动脉，如果显露控制不满意，可辅以前入路解剖之（图2-12）。后入路处理尖前段动脉，因为动脉失

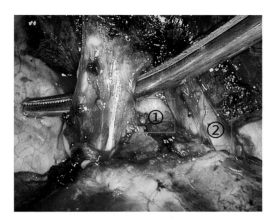

图2-12　后入路分离右上叶支气管
①：尖前段动脉；②：右上叶静脉。

去支气管的支撑，所以要非常小心控制合适的肺牵拉方向和力度，避免撕裂动脉。

其他解剖步骤与"前入路"所述相似，不予赘述。

4. 中入路的外科解剖要点和优势

夹持右上叶横裂边缘，向上翻卷牵拉，充分暴露叶间，循右上静脉后段，向后可解剖处理后段动脉和斜裂背段部分，向前游离松解中叶动脉，循后段静脉继续向前轻柔细致游离，即已抵近横裂的肺门前方，后牵右上、中叶，在中叶静脉上方钩开纵隔胸膜，打通横裂切割分离，此时上叶静脉和尖前段动脉如一马平川坦露眼前。此路径的最大优势是安全清晰，不易误伤血管，包括变异走行的动脉和叶内汇合的中叶静脉，但此路径对熟练的锐性解剖要求较高，核心在于细巧地游离后段静脉和其他血管之间的间隙，术者应该非常熟悉各结构间的立体关系，但由于横裂一线平面式的暴露，减少了腔镜的盲区，因而又是最安全的解剖路径。关键操作步骤见图2-13。

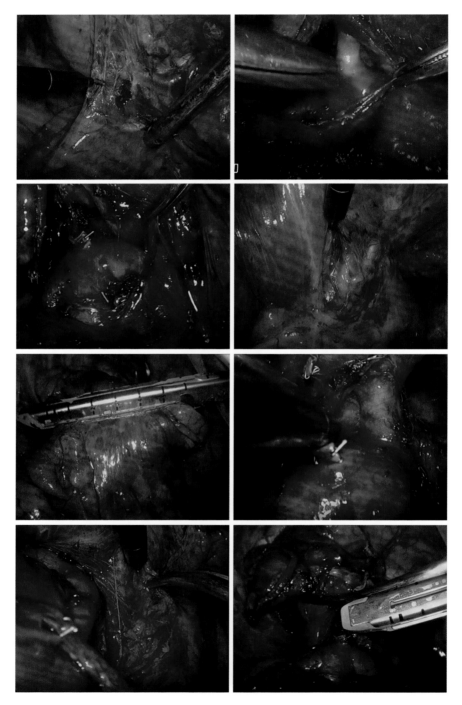

图2-13　关键操作步骤

二、右肺上叶尖后段切除的外科解剖

（一）概述

　　右肺上叶尖后段切除范围见图2-14，动静脉及支气管结构图参见右上叶。右肺上叶包括3个肺段：尖段（S1）、后段（S2）和前段（S3）。前干发出尖段和前段动脉，后段动脉为肺动脉总干的直接发支（一些患者缺失或有多支）。右上肺静脉同样由3个段属支组成。右上叶支气管进入肺实质分成3支段支气管。3个肺段均可施行肺段切除术，但前段支气管位置最深，前段动脉常被尖段静脉遮盖而较难分离，故尖后段切除术更为常用。

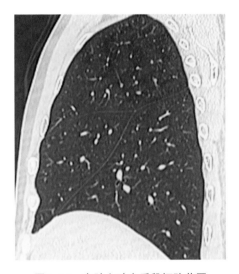

图2-14　右肺上叶尖后段切除范围

（二）右肺上叶尖后段切除的外科解剖程序

　　（1）打开斜裂后部即可显露后段动脉，如遇肺裂中后段静脉遮挡，须逐个分离处理显露深处的动脉分支。分离过程中需注意处理其后方的支气管周围淋巴结（图2-15）。

　　（2）切断后段动脉后，右肺上叶支气管的后表面完全暴露，沿支气管向远端分离，直到位置最高的尖段支气管及位置最低的前段支气管清晰显露（图2-16），并注意分辨后段和尖段支气管是独立还是共干，束带牵引以利切割缝合器置入（图2-17）。需注意动脉紧贴支气管前方走行，本团队一般从前上肺门处理尖段动脉，但如果解剖间隙清晰松弛，从后方先处理尖后段支气管

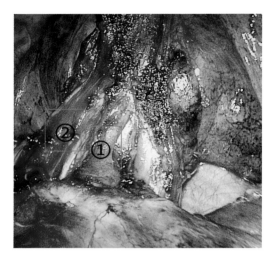

图2-15　显露后段动脉

①：后段动脉；②：上叶支气管。

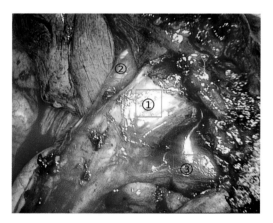

图2-16　右上叶各段支气管

①：后段；②：尖段；③：前段。

亦可。

（3）向后牵拉上叶，在膈神经后方切开纵隔胸膜，显露上肺静脉，分离其上根的3个肺段支及中叶静脉的起始部，根据其引流方向分辨各段属支，必要时向肺实质内做更深入的分离。

（4）血管和支气管离断之后，提起肺叶，低容低压通气确定段间平面，展平肺实质，以内镜切割缝合器裁切。

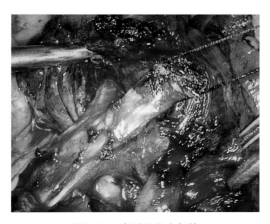

图2-17　牵引后段支气管

三、右中叶切除的外科解剖

（一）概述

右肺中叶切除范围和支气管动静脉的交互解剖结构见图2-18。右中叶外段动脉的起点恰好位于斜裂与水平裂的交汇点之下，内段动脉位置较深，中叶支气管位于两肺段动脉之间的沟内，分出两个段支气管，中叶静脉最靠前，是右上肺静脉的下属支。

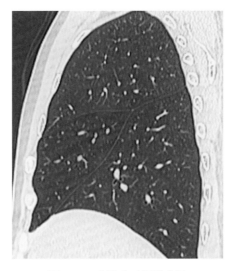

图2-18　右肺中叶切除范围

（二）右中叶切除的外科解剖程序

（1）在横裂和斜裂的交汇处可接近中叶外侧段动脉（图2-19）。打开肺动脉的血管鞘，寻找发自其前侧面的分支（图2-20），就是外侧段动脉。此时往往难以显露在深沟里的内段动脉，可容后处理。

（2）打开斜裂的前部，在膈神经后方、上肺静脉水平打开纵隔胸膜，找到上肺静脉的最下支，解剖分离出中叶静脉进行处理（图2-21），部分患者可有两支独立的中叶段静脉属支（图2-22）。

（3）切断中叶肺静脉，即可暴露中叶支气管，钝性游离处理之（图2-23），此时如叶裂已打开，则中叶固有结构仅剩内侧段动脉，翻转中叶即可显露内侧段动脉并方便处理（图2-24）。

（4）此时中叶已完全松脱，于上、中肺叶的界线钳闭水平裂，进行肺通气确认，钉合切断肺实质。

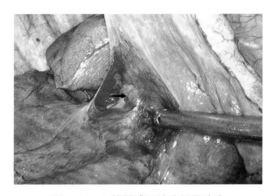

图2-19　血管鞘膜下的外侧段动脉

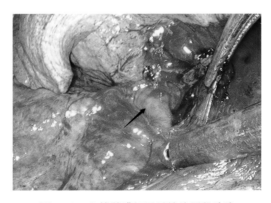

图2-20　血管鞘膜打开后的外侧段动脉

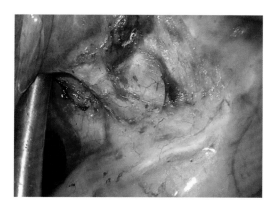

图2-21　辨认上中肺静脉并分离中肺静脉

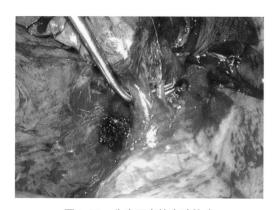

图2-22　分为两支的中叶静脉

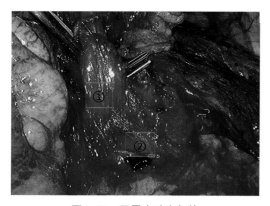

图2-23　显露中叶支气管
①：中叶支气管；②：中叶静脉残端。

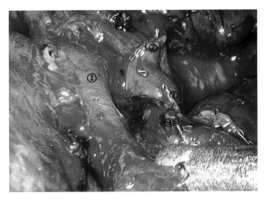

图2-24　显露中叶内侧段动脉

①：内侧段动脉；②：静脉残端；③：支气管残端。

四、右下叶切除的外科解剖

（一）概述

　　右肺下叶切除范围和支气管动静脉的交互解剖结构见图2-25。下叶支气管分为背段和基底段支气管。背段支气管一般与中叶支气管相背对。下叶动脉分为基底干与背段支，基底干发出4~5支走向基底各段，背段支则为单支或两支。

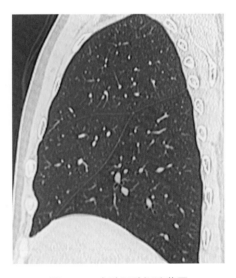

图2-25　右肺下叶切除范围

（二）右下叶切除的外科解剖程序

（1）牵拉展开斜裂分离动脉鞘（图2-26），游离确认中叶动脉和上叶后段动脉（图2-27）。根据下叶动脉干的分支形态，可在其起始处切断，也可分别切断背段动脉和基底干，切开斜裂后部的方法如右上叶切除术部分所述。

（2）向上牵拉下叶，暴露下肺韧带用电灼剪或电凝钩将其切断，清除右下肺静脉周围的脂肪组织，套带或线牵引，钉合切断静脉，即可接近支气管（图2-28，图2-29）。

（3）清除支气管周围组织和淋巴结，确认中叶支气管（图2-30），然后钉合切断下叶支气管（图2-31），取出标本。如果怀疑切割闭合器可能影响中叶通气，击发前一定要确认中叶的通气状况。

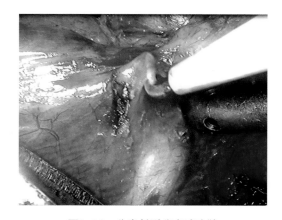

图2-26 分离斜裂分离动脉鞘

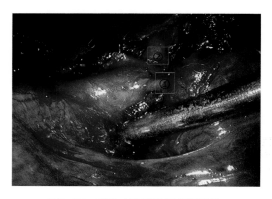

图2-27 确认中叶动脉及后段动脉
①：中叶动脉；②：后段动脉。

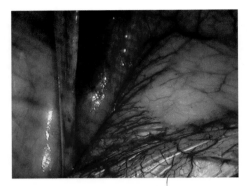

图2-28　游离下肺韧带

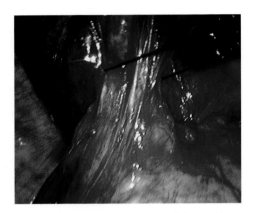

图2-29　束带牵引以利切割缝合器操作

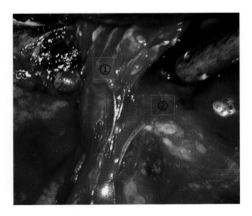

图2-30　解剖分离右下叶支气管
①：下叶支气管；②：中叶支气管。

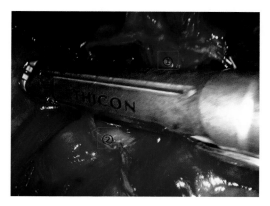

图2-31 闭合切断右下叶支气管
①：右下叶支气管；②：静脉残端。

五、右下叶背段切除的外科解剖

（一）概述

右肺下叶背段切除范围和支气管动静脉的交互解剖结构（图2-32），支气管动静脉的交互解剖结构参见右下叶。右下叶背段动脉多为单支或两支，与基底干处在同一水平，一些患者背段动脉发自上叶后段动脉或基底干。背段静脉

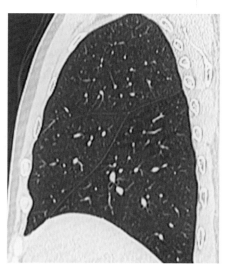

图2-32 右肺下叶背段切除范围和支气管动静脉的交互解剖结构

27

是下肺静脉肺段属支的最上一支，较细小。背段支气管起始处与中叶支气管相对，大多为单支，少有多支。

（二）右肺下叶背段切除的外科解剖程序

（1）打开肺斜裂后部，在肺裂内解剖分离，辨明肺动脉走行（图2-33），特别注意上叶后段动脉的起始（图2-34），避免误伤，分离背段动脉时注意背段动脉发自肺动脉干处张力较高避免撕扯（图2-35）。

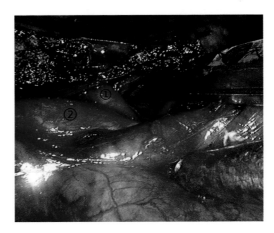

图2-33　打开斜裂
①：背段动脉；②：基底动脉。

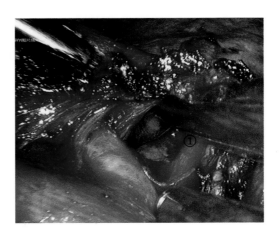

图2-34　处理斜裂辨认后段动脉

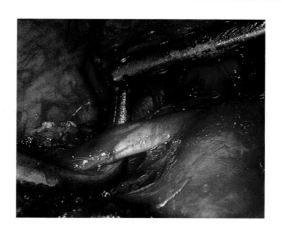

图2-35　分离背段动脉

（2）向上游离下肺韧带直至下肺静脉上缘，剥离静脉周围组织，辨识最上属支即背段静脉，通常位于背段支气管下方（图2-36）。

（3）切断背段动静脉后背段支气管可清晰游离，清除其周围组织钉合切断（图2-37）。

（4）向后上牵拉背段，检查确认支气管残端远离切割处，通气试验辨别段间平面，长钳挤夹肺实质，钳闭器切割，标本移除后全景观（图2-38）。

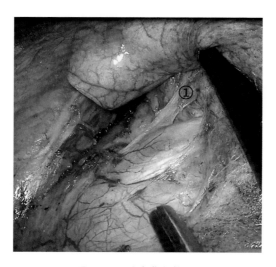

图2-36　分离背段静脉
①：背段静脉。

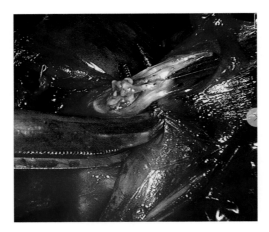

图2-37　离断背段支气管

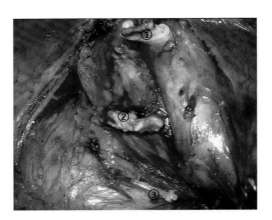

图2-38　背段移除后全景观
①：背段动脉残端；②：背段支气管残端；③：
背段静脉残端。

六、右下叶基底段切除的外科解剖

（一）概述

右肺下叶基底段切除范围和支气管动脉的交互解剖结构见图2-39。背段
（S6）与4个基底段，内基底段（S7），前基底段（S8），外基底段（S9），
后基底段（S10），共同组成下叶，这些基底段起自单根的支气管干，通常一
并切除，深入解剖也可单独切除或联合数个段切除，有时根本无法分离单独一
段分支。基底段支气管干、背段支气管和中叶支气管的起始，这三个结构的分

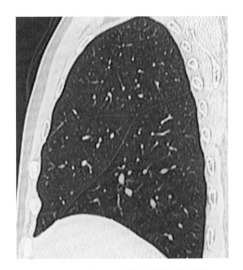

图2-39 右肺下叶基底段切除范围

叉结构常有变异，解剖切除必须辨识统筹考虑，避免其中某一支气管通气不畅导致术后肺不张和感染。

（二）右肺下叶基底段切除的外科解剖程序

（1）在斜裂和水平裂交汇找到肺动脉，进入动脉血管鞘后确认中叶动脉，切断基底干（图2-40）。

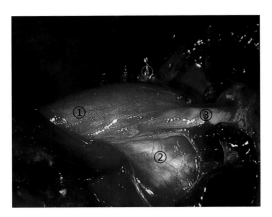

图2-40 分离基底动脉干（采用叶切手术截图）
①：基底动脉干；②：右肺动脉干；③：中叶动脉；④：背段动脉残端。

（2）游离基底动脉干后方的基底段支气管，钳闭试通气切断，注意勿伤及背段支气管（图2-41）。

（3）轻柔牵拉下叶，氩气刀游离右下肺韧带，清除下肺静脉周围组织，解剖分离其基底支。基底支以多根肺段支或两根主干汇入下肺静脉。轻柔牵拉肺叶，锐性分离显露游离肺段静脉属支，通常较粗大，宜使用内镜切割缝合器处理，注意分辨不同属支变异及保留背段静脉（图2-42，图2-43）。

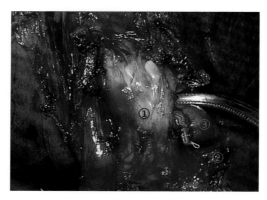

图2-41 分离基底段支气管
①：基底段支气管；②：中叶支气管；③：基底动脉干残端。

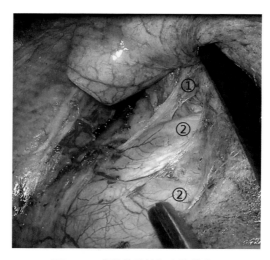

图2-42 背段静脉较细小的样式
①：背段静脉；②：基底段静脉。

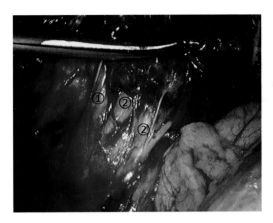

图2-43　背段静脉较粗大的样式
①：背段静脉；②：基底段静脉。

（4）通气试验显示段间平面，长钳挤压肺组织，放置切割缝合器，在钉合切断时全程留意勿伤及背段静脉。

七、左上叶切除的外科解剖

（一）概述

左肺上叶切除范围和支气管动静脉的交互解剖结构见图2-44。左上叶支气管被动静脉遮蔽，左上叶动脉变异最多，可有7支之多，大部分为3~4支，前干粗短，通常由2根独立分支供应尖段和前段。后段动脉在肺裂中发出，穿行进入左上叶的后侧面，舌段动脉可独立或共干发支为上、下舌动脉，个别下舌段动脉由舌段支气管间返穿，易于误伤，需仔细解剖。左上肺静脉是肺门最前方的结构，一般固有段静脉和舌段静脉有明显界限。极少数左上、下肺静脉共干，尤见于叶裂不全者，故在离断左上肺静脉前，务必确认左下肺静脉。

一般而言，左上叶切除是所有肺叶切除手术中最困难、也是最具风险的一种，但本团队认为，只要解剖路径得当，一般多数都能在胸腔镜下从容安全应对。有作者将左上叶切除的路径分为后路和前路，实际上在面对不同的患者解剖条件时，只能根据具体情况，在保证安全的前提下，灵活运用不同的解剖径路，本团队一般采取自后转前的顺时针包抄方式进行操作，此方法较为安全可靠。

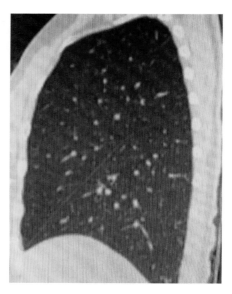

图2-44　左肺上叶切除范围

（二）左上叶切除的外科解剖程序

（1）向前上方轻拉上叶，首先剪开暴露叶裂中部，直至肺动脉清晰可见，极端情况下，肺裂融合，则只能从后上肺门循肺动脉干解剖。后段叶裂不全者游离贯通切割离断，牵拉肺叶力度适当，避免后段动脉根部撕裂，沿左肺动脉干中部向后上游离，充分暴露，切断后段动脉，第1支后段动脉通常易于解剖分离，若动脉很短，解剖分离危险，则宜转向前方或上方入路，处理好后段动脉有助于肺尖后段的翻动暴露。最上后段动脉有时被支气管遮挡，解剖分离可能比较困难。轻柔向前下牵拉肺尖，暴露上肺门，从后面更易到达此动脉（图2-45）。

（2）沿左肺动脉干中部向前下游离，解剖游离舌段动脉，仔细辨认舌段动脉的各分支（图2-46）。夹持舌段尖向后向下牵拉上叶，在膈神经后方切开纵隔胸膜，通常容易解剖舌段静脉，顺势分离切开前斜裂，上提舌段，可很好暴露舌段动脉与舌段支气管间隙，前切口角度也易于置钳闭器处理舌段动脉。

（3）向后牵拉上叶，暴露肺门前方，剪刀沿左膈神经后方剪开纵隔胸膜，显露固有段静脉轮廓（图2-47），静脉下缘紧贴支气管壁分离松解静脉后壁，静脉上缘紧贴左肺动脉干分离松解静脉后壁，注意左肺动脉干与固有段静脉呈X型交叉，所以紧贴静脉近端根部以直角钳分离其后壁，一般不会牵拉撕扯肺动脉，这是保证安全的关键要点。从另一方面来说，一旦在分离过程中手感紧致粘连，则不可强力扩张以保证安全，因为静脉后壁的损伤处理较为

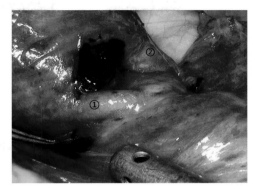

图2-45　后段动脉

①：后段动脉；②：最上后动脉。

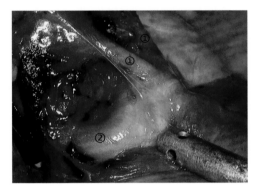

图2-46　确认肺动脉各分支

①：后段动脉；②：舌段动脉。

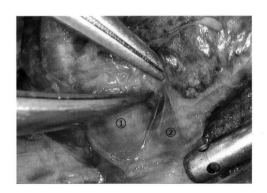

图2-47　左上肺静脉

①：固有段静脉；②：舌段静脉。

困难。

（4）左上肺动脉前干，可从后方分离处理，也可从前方处理，如果前干分成较粗大的两支，可分别钉合处理（图2-48）。本团队习惯于在处理完毕左上肺固有段静脉之后，略微牵拉远残端，以剪刀清理上叶支气管上缘的结缔组织和管口淋巴结，可清晰显露左肺动脉干和左上肺动脉前干，粗丝线稍加牵引，肩胛下切口置入钳闭切割器，如果角度过于陡直或血管粗短间隙较小，可从观察孔置入器械，一般非常满意安全。

（5）离断左上肺静脉和前干动脉后，清除淋巴结，平肺叶分叉闭合切断左上叶支气管（图2-49）。

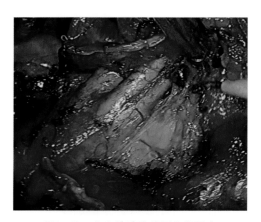

图2-48　左上肺动脉前干分为两支

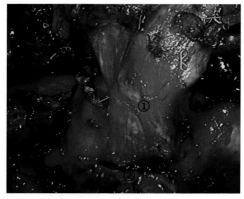

图2-49　左上叶支气管
①：左上叶支气管；②：上肺静脉残端；③：前干残端。

八、左上叶固有段切除的外科解剖

（一）概述

左肺上叶固有段的切除范围和支气管动静脉的解剖结构见图2-50。

左肺上叶固有段的动静脉解剖已在上节详叙，段支气管被血管掩盖，延伸分成很短的前段支气管和尖后段支气管。

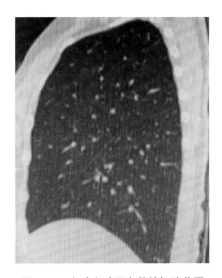

图2-50　左肺上叶固有段的切除范围

（二）左上叶固有段切除的外科解剖程序

叶裂解剖和动静脉处理的外科解剖详见上节，动脉和静脉切断之后，于叶裂之中舌段动脉上缘根部摘除固有段和舌段支气管嵴间淋巴结，结合肺门前方在舌段静脉根部上方的解剖游离，可清晰显露固有段各分支的支气管（图2-51），直角钳游离其后壁并以粗丝线牵引，钳闭器切割离断。此时，向下牵拉肺尖，在固有段支气管水平以下确认固有段和舌段的分界线，以长卵圆钳夹持，肺通气确认舌段膨胀顺畅，钳闭器钉切，标本移除后的全景观（图2-52）。

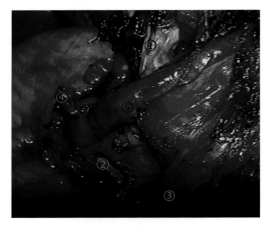

图2-51　固有段支气管与血管
①：固有段支气管；②：固有段静脉残端；③：
舌段静脉；④：前干残端；⑤：变异的纵隔型舌
段动脉。

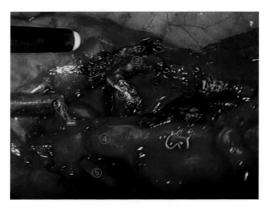

图2-52　固有段切除后全景观
①：前干残端；②：后段动脉残端；③：固有段
支气管残端；④：变异的纵隔型舌段动脉；⑤：
固有段静脉残端。

九、左上叶舌段切除的外科解剖

（一）概述

　　左肺上叶舌段的切除范围见图2-53，支气管动静脉的解剖结构参见左肺上
叶。就肺功能和解剖而言，舌段切除术与右中叶切除术相当。

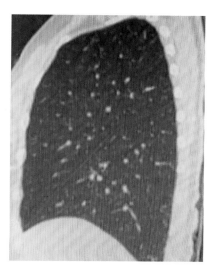

图2-53 左肺上叶舌段的切除范围和
支气管动静脉的解剖结构

（二）左上叶舌段切除的外科解剖程序

（1）打开斜裂前部，到达肺动脉的表面后打开血管鞘。切断舌段动脉
（单支动脉干或上、下舌段动脉支，见图2-54）。

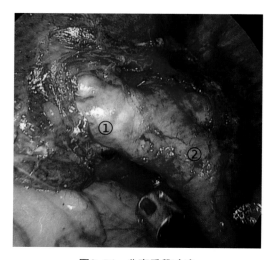

图2-54 分离舌段动脉
①：舌段动脉；②：基底动脉。

（2）切断舌段动脉可便于找到舌段支气管（图2-55），注意前段动脉可能走行于舌段支气管后方。

（3）切断上肺静脉的最下属支即舌段静脉，可等到舌段完全游离、段间平面确认之后再作处理（图2-56）。

（4）通气确认段间平面后裁切肺实质，移除标本后的全景观见图2-57。

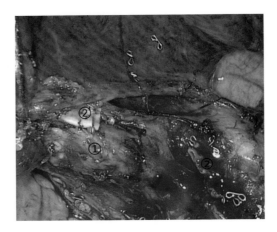

图2-55 舌段支气管
①：舌段支气管；②：舌段动脉残端。

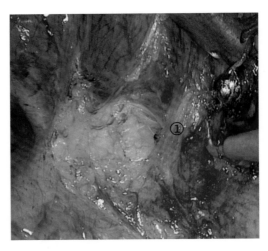

图2-56 分离舌段静脉
①：舌段静脉。

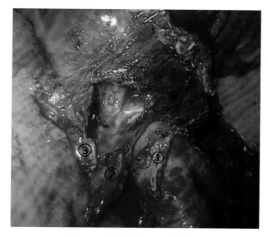

图2-57　舌段移除后全景观

①：舌段动脉残端；②：舌段支气管残端；③：舌段静脉残端。

十、左下叶切除的外科解剖

（一）概述

　　左肺下叶切除范围和支气管动静脉的解剖结构见图2-58。背段动脉多为单支，也可双支，由肺动脉后侧面发出，舌段动脉可由基底干发出，钉合切断前

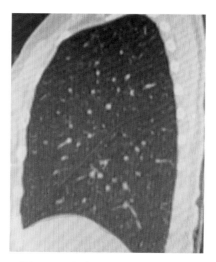

图2-58　左肺下叶舌段的切除范围

需清晰辨认。在钉合切断下肺静脉前，必须排除上下肺静脉共干，特别是叶裂不全者。下叶支气管顺延自左主气管末端，位于肺动脉分支之下。

（二）左肺下叶切除的外科解剖程序

（1）游离左下肺韧带，显露左下肺静脉下缘，清除静脉周围组织，确认左上下肺静脉有无共干，钉合切断（图2-59）。

（2）锐性剪开或能量器械分离肺裂，暴露肺动脉，注意辨认舌段动脉起始端，勿伤及舌段动脉，在舌段动脉下端及舌段动脉后方的上下叶支气管嵴间游离，前后结合，打通隧道后以直线切割缝合器裁切厚韧的不完全叶裂，完全切开血管鞘膜使肺动脉暴露更佳（图2-60），下叶背段动脉和基底干分别或一

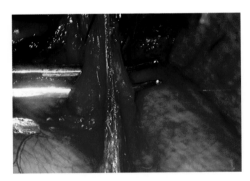

图2-59　分离左下肺静脉

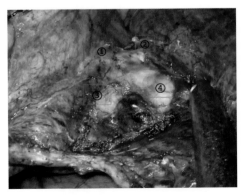

图2-60　左下肺动脉（常见的背段动脉与基底段动脉）
①：后段动脉；②：背段动脉；③：舌段动脉；④：基底段动脉。

并切断，注意分辨舌段动脉是独立分支或起自基底动脉（图2-61，图2-62）。

（3）离断左下叶静脉可方便左下叶支气管的显露与分离（图2-63）。切断下叶静脉后，左下叶支气管可清晰显露（图2-64），游离切断过程中注意勿伤及上叶支气管，切断前必须进行通气试验辅助判断。

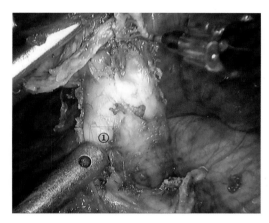

图2-61　舌段动脉正常发支
①：舌段动脉。

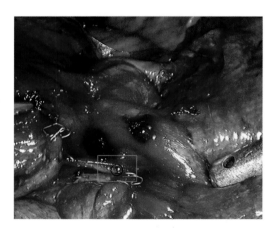

图2-62　舌段动脉发自基底动脉
①：发自基底动脉的舌段动脉。

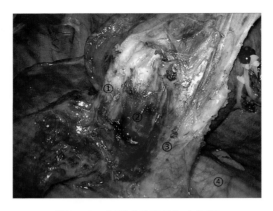

图2-63　左下叶动静脉与支气管
①：左下叶动脉残端；②：左下叶支气管；③：左下肺静脉；④：降主动脉。

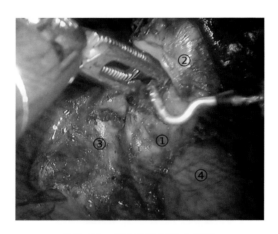

图2-64　处理左肺下叶支气管
①：左下叶支气管；②：左下肺静脉残端；③：左上叶支气管；④：降主动脉。

十一、左下叶背段切除的外科解剖

左下叶背段切除或多或少与右下叶背段切除相似，但操作更简单，因为左下叶的背段动脉通常容易在肺裂中找到且其变异少于后段动脉，可参见右下叶背段切除（图2-65）。

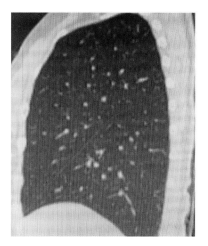

图2-65　左肺下叶背段的切除范围

十二、左下叶基底段切除的外科解剖

左肺下叶基底段的切除范围和支气管动静脉的交互解剖结构（图2-66）左下叶有4个基底段：前基底段（S7）、内基底段（S8）、外基底段（S9）和后基底段（S10）。手术类似于左下肺叶切除术，解剖过程中显露基底静脉和辨识段间平面可能有一定难度，可参见右下叶基底段切除。

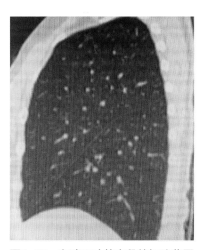

图2-66　左肺下叶基底段的切除范围

编写整理：毛锋，申屠阳
内容审校：黄佳

第三章 机器人胸腔镜围手术期的准备及注意事项

一、围手术期常见肺部并发症

研究显示，术后肺部并发症是胸部手术围手术期主要风险之一，发病率高达15%~40%，其中肺炎19.5%，肺不张8.4%，7天以上持续肺漏气7%~15%，胸腔积液6.8%，肺水肿5.5%，痰潴留4.7%，呼吸困难0.5%~3.7%，急性呼吸窘迫综合征（ARDS）0.3%，导致住院时间延长1~2周。

二、围手术期肺部并发症的主要危险因素

胸外科围手术期肺部并发症的主要危险因素包括患者基础状况相关因素和手术相关危险因素两个方面。

（一）术前危险因素

术前危险因素主要是患者基础状况和合并的疾病等，主要包括以下9个方面。

1. 吸烟

吸烟者发生肺部并发症的相对危险是非吸烟者的1.4~4.3倍。即使在无慢性肺疾病的患者中，吸烟也是增加肺部并发症的危险因素。术前戒烟4周以上可减少术后并发症的发生。若吸烟指数*≥800，即使术前戒烟2周，吸烟仍是术

---

* 吸烟指数＝每天吸烟支数 × 吸烟年数

后并发症发生的危险因素。与不吸烟者相比，吸烟者在肺部手术后住院时间明显延长，肺部并发症相关的病死率也显著增高。

2. 健康状况和其他危险因素

美国麻醉医师协会病情评估分级（ASA分级）是预测术后肺部并发症的重要因素之一。分级大于Ⅱ级的患者术后肺部并发症风险显著升高。术前营养不良、血浆白蛋白低的患者发生肺部并发症的概率明显增加。糖尿病是下呼吸道感染及其感染严重程度的独立危险因素。心、肝、肾等脏器功能不全或者贫血也可增加肺部并发症发生的风险。

3. 肺部基础疾病

伴随的肺部疾病如慢性阻塞性肺疾病（chronic obstructive pulmonary disease，COPD）、哮喘、肺结核及其他病变引起的间质性肺炎及特发性肺间质纤维化等，可增加术后肺部并发症发生的风险。诊断COPD的金标准是肺功能检查，术前应对气流受限及运动耐量下降的COPD患者进行积极治疗，而对于择期手术患者，如果COPD急性加重，则应延期手术。哮喘患者术后肺部并发症发生率约为30%，明显高于无哮喘患者。慢性支气管炎或哮喘患者中，气道高反应性（airway high response，AHR）会增加术后肺部并发症发生的风险。

4. 年龄

年龄>70岁（或75岁）是术后肺部并发症发生的危险因素（视患者具体情况界定标准）。

5. 肥胖

尽管多数研究并未发现肥胖和术后肺部并发症之间存在相关性，肥胖通常仍被认为是一个危险因素，低氧血症和高碳酸血症在肥胖患者中较为常见，睡眠呼吸暂停综合征是其典型病例。

6. 长期卧床

长期卧床可造成以下影响：①上呼吸道黏膜和腺体萎缩，加温、湿化作用减弱；②呼吸道免疫功能和自我屏障功能降低；③呼吸肌肌力减弱，咳嗽排痰能力减弱；④小气道狭窄、塌陷，分泌物潴留；⑤咽喉部黏膜退化、感觉迟钝，吞咽反射减弱，误吸风险增加；⑥两肺后基底部坠积性水肿、坠积性肺炎风险增加。

7. 呼吸道存在致病性定植菌

呼吸道存在致病性气道定植菌与术后肺炎发生密切相关，高龄、长期吸氧和重度COPD是其存在的主要危险因素。

8. 肺功能下降

肺功能降低是术后肺部并发症发生的主要因素。第一秒用力呼气容积（forced expiratory volume in one second，FEV1）和肺一氧化碳弥散量（diffusion capacity for carbon monoxide of the lung，DLCO）被广泛认可作为预测开胸手术术后并发症发生的重要指标，近期研究表明这两个指标在微创肺手术的术后并发症风险预测中同样也具有重要意义。此外，有研究发现气流受限（FEV1/FVC<70%）是肺部手术术后发生呼吸衰竭的独立危险因素。

9. 既往治疗病史

术前长期应用激素、新辅助放/化疗以及既往有胸部手术史及外伤史等可增加肺部并发症的风险，而新辅助靶向治疗和免疫治疗是否增加手术风险，目前尚无定论。

（二）术中危险因素

术中危险因素包括麻醉或手术操作导致的直接及间接创伤等，主要涉及医疗干预措施，需要进行相应的流程优化，采取有效的保护措施。

1. 麻醉相关危险因素

麻醉类型、药物选择和操作方式均可影响术后肺部并发症的发生。全身麻醉、大潮气量和/或高气道压机械通气、吸入高浓度氧气、术中液体超负荷和术中红细胞输注等都是术后肺部并发症的相关危险因素。全身麻醉比局部麻醉更易导致术后肺部并发症；全身麻醉可引起肺弹性回缩力增加、呼吸肌活动能力改变、小气道关闭导致的气体陷闭、膈肌抬高、胸部横向截面积减小及胸腹部血流量增加等肺部机械力学的改变，从而导致功能残气量下降，进而引起肺不张、通气/血流比值失调。

气管插管可破坏呼吸屏障，甚至可诱发支气管痉挛；大潮气量、高气道压机械通气时可引起肺气压伤、容积伤和生物伤。吸入麻醉药物会减弱肺缺氧性肺血管收缩反应，从而改变通气/血流的比值；麻醉药物中的阿片类镇痛药对呼吸中枢有抑制作用尤其是对小儿外科患者；肌肉松弛药的残余作用可导致通气减少，影响呼吸功能。在麻醉中吸入高浓度氧气会影响肺表面活性物质的性能，也可导致吸收性肺不张和功能残气量（function residual capacity，FRC）的降低。术中液体超负荷、液体输注速度太快和红细胞输注可引起术后急性肺损伤。

2. 手术相关危险因素

手术部位、方式、时间和手术操作均可影响术后肺部并发症的发生。非心脏手术中，胸部及上腹部，特别是胸腹联合手术术后肺部并发症风险较大。肺切除术中切除肺组织越多，肺功能损伤越大。胸部手术时间过长会增加术后肺部并发症的风险，手术时间>3 h，肺部并发症的风险明显升高。纵隔淋巴结清扫可能导致迷走神经、喉返神经及其分支或膈神经损伤。术中对肺组织的挤压和牵拉，容易造成不同程度的肺组织损伤。胸部手术还可因术中大出血和大量输血，膈神经、喉返神经和迷走神经损伤等造成急性肺损伤，诱发支气管痉挛，影响肺的通气和换气功能。

（三）术后危险因素

术后危险因素主要包括体液平衡、疼痛、排痰、下床活动和术后其他并发症的处理等，主要与术后管理关系密切。

1. 体液平衡

胸外科术后，特别是全肺切除术后，需严格管理液体摄入，同时防止补液过少，影响正常组织灌注，导致急性肾损伤。

2. 疼痛

镇痛不完善将影响休息和睡眠，造成免疫力和和体力下降；同时，疼痛使患者不敢深呼吸和用力咳嗽，影响呼吸道分泌物的排出。镇痛过度可能降低呼吸道的敏感性，抑制咳嗽反射，容易发生误吸和吸入性肺炎（特别是在发生呕吐时）。

3. 排痰不充分

痰液黏稠、咳嗽反射减弱或患者因疼痛或力量不足等导致咳痰能力下降，以及呼吸道纤毛运动障碍和支气管痉挛等因素，可导致排痰不充分，痰液阻塞呼吸道，易诱发肺不张、气道感染甚至呼吸衰竭。

4. 下床活动延迟

术后早期未能下床活动，易引起肺不张、肺炎及静脉血栓栓塞症等并发症。

5. 血糖控制不佳

糖尿病患者围手术期肺部并发症增加。研究表明，术后胰岛素抵抗与术后肺部并发症的发病率和病死率相关。积极控制血糖可以明显减少相关并发症，术后应将血糖控制在216 mg/dL（12 mmol/L）以下。同时也要警惕，低血糖也是一个非常危险的因素。

6. 误吸

术后可因麻醉药物或插管损伤抑制呼吸道的保护性反射，以及患者的胃食管反流或术后呕吐，造成胃内容物误吸，引起呼吸道梗阻、痉挛、缺氧和吸入性肺炎（化学性损伤及继发感染）。食管癌手术因胸胃的运动能力和排空能力下降造成胃潴留或胃扩张，喉返神经或喉上神经损伤造成声带麻痹和咽喉部的廓清能力下降，更易发生误吸。同时声带麻痹的患者咳嗽排痰能力下降，不易咳出吸入肺内的胃内容物。

7. 胸腔积气、积液等因素

少量的胸腔积气和积液通常对通气功能影响不大，中等量甚至大量的积气、积液则限制呼吸运动的幅度，影响通气功能。敷料包扎过紧等也会限制呼吸运动幅度。

8. 术后使用呼吸机辅助通气

术后因各种原因需呼吸机辅助通气，特别是长时间应用机械通气的患者，肺部并发症明显增加。

三、围手术期肺保护的策略与措施

围手术期肺保护的目的是维护肺功能，防止肺部并发症的发生，使患者安全渡过围手术期，保障手术效果。围手术期肺保护措施应从术前开始，并贯穿于术中和术后。

（一）术前评估

1. 认真询问病史

术前需强调全面细致地了解病史，尤其注意以下情况：①咳嗽、咳痰、咯血的性质、特点和规律，包括痰的量、色、气味，痰是否黏稠、是否易于咳出，改变体位是否有助于排痰；②有无发热、胸痛；③有无呼吸困难，如有呼吸困难，应区分是吸气性、呼气性或混合性。静息时存在的呼吸困难常提示心肺功能代偿差，对麻醉和手术的耐受性差；④有无哮喘病史及哮喘发作的诱因；⑤抗生素、支气管扩张药和糖皮质激素的使用情况；⑥吸烟患者需了解其日吸烟量、吸烟年限以及术前戒烟时间；⑦是否从事有害工种，如煤矿、石棉等；⑧体重变化。

2. 详细的体格检查

术前体格检查应特别注意以下方面：①体型与外貌：有无肥胖、脊柱侧凸和桶状胸，有无口唇、甲床发绀。如有胸壁不对称，可能有气胸、胸腔积液或肺实变。②呼吸运动：静息状态时呼吸频率>25次/min常是呼吸衰竭的早期表现；呼气费力则提示有气道梗阻；反常呼吸运动则提示膈肌麻痹。③胸部听诊：阻塞性肺病患者呼气相延长、呼吸音低；位置不固定、咳嗽后消失的湿啰音常提示痰液潴留，位置固定的湿啰音提示支气管扩张症或肺脓肿；音调较高的哮鸣音多见于小气道痉挛。

3. 术前肺功能评估

肺功能检查（pulmonary function test，PFT）是最早用于术前肺功能评估的方法之一，可以反映患者通气功能、气道阻塞情况以及弥散功能。该检查有助于帮助手术医生了解肺部疾病的性质、严重程度及病变是否可逆，以进一步预测手术疗效和肺部并发症的发生情况，也助于选择胸部手术类型和手术范围。因此，开胸患者以及年龄>60岁并伴有肺部疾病和吸烟史的非开胸患者，需例行肺功能检查。在肺功能检查的各项指标中，FEV1是预测肺切除手术风险的独立危险因素。肺功能检查结果异常，尤其是FEV1较低患者，其术后肺部并发症发生风险较高，应充分完善术前检查，评估手术风险，并采取相应措施尽量提高患者肺功能，降低术后并发症风险。

肺功能检查有异常的情况下，可以进一步进行运动测试，如心肺运动功能试验（cardiopulmonary exercise test，CPET）、爬楼梯试验和6 min步行试验。CPET是运动负荷测试，能够反映患者氧转运能力，提供更准确的患者心肺有氧代谢能力信息。运动测试的结果往往跟静态肺功能没有直接的相关性，但可通过峰值耗氧量、运动前后血氧饱和度和心率的变化等指标反映患者氧转运能力。术前1周内的爬楼试验可以较好地反映术后并发症的风险以及患者的预后。表现较差的患者应进一步接受规范化的心肺功能运动试验。若运动试验检测过程中血氧饱和度降低幅度>15%，建议行支气管舒张试验。

另外，呼气流量峰值（peak expiratory flow，PEF）是用于肺功能评价的简易通气指标，又称最大呼气流量，是指呼气流量最快时的瞬间流速。该指标主要反映呼吸肌的力量以及气道的通畅情况，也可以反映咳嗽能力，用力依赖性强。其下降见于阻塞性或限制性通气障碍。若PEF<320 L/min，术后易致咳痰无力，而导致肺部感染。

4. 实验室检查

血常规检查中血红蛋白>160 g/L、血细胞比容>60%，如无特殊情况（如真性红细胞增多症等），常提示慢性缺氧。血生化检查中血尿素氮>7.5 mmol/L，预示术后肺部并发症发生风险增加；术前血清白蛋白降低（<35 g/L）是术后肺部并发症发生的独立危险因素，也是术后30 d死亡率的最重要的危险因素。动脉血气分析可以反映患者肺部功能、疾病严重程度和病程缓急。若术前$PaCO_2$>45 mmHg，则术后肺部并发症增加。

5. 其他辅助检查

胸部X线正侧位片和CT检查可评估有无气管偏移、桶状胸或气道狭窄和阻塞等情况。心电图可提示部分明显的肺功能障碍，如肺动脉高压及肺心病患者心电图可表现为电轴右偏、肺型P波、右心室肥厚及右束支传导阻滞。心肌缺血、心脏扩大的患者，则对麻醉的耐受性较差。超声心动图检查中应特别关注左室射血分数（LVEF），对于LVEF值<50%的患者，建议行进一步评估。

（二）术前准备

1.常规准备

（1）术前宣教：研究表明，术前宣教可以有效地减少术后肺部并发症。

（2）戒烟：戒烟是有效预防术后肺部并发症的重要手段之一。研究表明，术前戒烟2周以上，可以减少气道分泌物并改善通气。戒烟4周以上，可有效降低术后肺部并发症的发生风险。

（3）呼吸训练及运动锻炼：指导患者进行呼吸锻炼，可结合呼吸操及各组呼吸训练器械。胸部手术患者，应练习深而慢的腹式呼吸。术前呼吸锻炼、自主深呼吸、咳嗽等手段有助于降低术后肺部并发症的发生率。术前进行中强度体育锻炼也被认为有助于减少术后肺部并发症的发生和缩短住院时间。

（4）营养支持、纠正贫血：应积极纠正低蛋白血症、贫血和水电解质失衡。

（5）其他：对于合并高血压、冠状动脉粥样硬化性心脏病、糖尿病（特别是术前首次发现且未得到良好控制的糖尿病）、心律失常、传导阻滞、肝肾功能不全的患者，如有必要，应请相关科室会诊，进行综合治疗，积极创造手术条件。

2. 呼吸道准备

（1）清洁呼吸道：术前应清除呼吸道内的分泌物以保持患者呼吸道的通畅。物理疗法包括体位引流和胸背部拍击等，均有利于呼吸道分泌物的排出。雾化吸入可以湿化气道。黏液溶解类药物以氨溴索为代表，可促进黏液的溶解，降低痰液与纤毛的黏着力，增加呼吸道分泌物的排出。

（2）解除气道痉挛：支气管痉挛是围手术麻醉期的常见并发症之一。麻醉用药及气管插管等相关操作可能诱发支气管痉挛，其死亡率高达70%。在哮喘急性发作期，尚未消除支气管痉挛时，择期手术应推迟至哮喘得到有效控制后。术前使用支气管扩张药（如异丙托溴铵或复方异丙托溴铵）可显著降低肺阻力，改善肺顺应性，减少支气管痉挛的发生。此外，COPD和哮喘等老年患者，术前常规使用速效支气管扩张药，可有利于提高基础肺功能，显著改善患者血氧饱和度，并进一步提高术前准备质量。相关研究表明，对于合并COPD的肺癌患者，术前应用长效β受体激动药（LABAs）或长效抗胆碱能药物（LAMAs）可降低肺部手术术后并发症的发生率，且可以改善患者预后。

（3）抗感染：肺部感染病原微生物主要包括细菌和病毒。对于细菌感染，应合理使用抗生素。择期手术应推迟至急性上呼吸道感染治愈之后。痰液量大者应在经治疗痰液减少2周后再行手术。而合并慢性呼吸道疾病者，可在术前3天使用抗生素。

（三）术中管理

1. 麻醉管理

（1）麻醉方法和药物：理想的麻醉方法和药物选择原则是①镇静、镇痛和肌松作用好；②术后苏醒恢复快；③手术不良反射阻断满意；④麻醉创伤小，对呼吸循环干扰少；⑤并发症少。为应对开胸引起的呼吸循环扰乱，应用气管内插管以及肌松药物控制呼吸是有效的解决方法，所以胸外科手术较多采用全身麻醉并使用双腔气管插管。

（2）规范术中输液：保证静脉通路通畅。术中应限制补液总量并控制输液速度，以目标导向为基础的个性化容量管理是减少术后急性肺损伤的最佳方法。

（3）维护循环稳定：避免血压过高或过低，防止心律失常，遇有休克应及时纠正。

（4）保证气道通畅：气道通畅是胸部手术麻醉时最重要的环节，以保证足够的氧供应及良好的CO_2排出。同时应避免$PaCO_2$长时间<35 mmHg，否则可能引起脑血管痉挛和供血不足。术中应用支气管扩张药可减少支气管痉挛。

（5）机械通气时积极采用肺保护策略：胸科手术通常需要使用双腔气管插管并进行单肺通气。单肺通气的目标是在维持足够氧合的同时保证良好的手术暴露。为了避免单肺通气诱发的低氧血症和急性肺损伤，在机械通气中需采用保护性肺通气策略。肺保护性通气策略的目的是维持肺泡开放，确保足够的肺部气体交换，避免低氧血症和减少急性肺损伤。目前，主要通过三种通气方式来实施肺保护性通气策略：低潮气量（4~6 mL/kg）、通气侧使用呼气末正压通气（positive end expiratory pressure，PEEP）和肺复张策略，其中低潮气量是最重要的手段，当然还是应该根据患者的呼吸力学去动态调整潮气量和PEEP值。肺复张策略是指通过增加跨肺压使不张的肺泡单位重新开放的过程，目前推荐PEEP递进法来代替手动肺复张法。此外，在确保满意的血氧饱和度条件下，应使用低–中度吸入氧浓度（FiO_2，30%~50%）。

2. 手术管理

（1）缩短手术时间、减少手术创伤：做好术前规划和应急方案，优化手术流程，尽量缩短手术时间。手术操作提倡微创化，选择对肌肉创伤小、术后疼痛轻的切口和简洁实用的术式。手术中应尽可能地避免过度牵拉、挤压和捻搓肺组织。肺切除手术时必须遵守两个"最大"原则：最大限度地切除肿瘤，最大限度地保留肺组织。注意保护重要神经结构，如喉返神经、膈神经和迷走神经，特别强调应避免双侧喉返神经损伤。注意预防和减少肺漏气的发生。

（2）应尽量避免大出血和大量输血：细心处理负静脉压，谨防空气栓塞。

（四）术后处理

1. 保持呼吸道通畅

常规措施可以参照术前清理呼吸道的方法。对存在高危因素，如有长期大量吸烟史、高龄、肥胖，合并COPD、哮喘等基础性肺病或伴糖尿病等合并症患者，即使无痰液，预防性应用氨溴索也可以减少术后肺部并发症的发生。在预防和治疗术后相关肺部并发症（肺不张、急性肺损伤、低氧血症、ARDS等）时，氨溴索是有效的药物。大剂量应用氨溴索可产生抗炎、抗氧化和清除体内自由基的作用，增加肺泡表面活性物质，对肺损伤有保护和治疗作用，推荐剂量为1 g/d。雾化吸入短效抗胆碱能药物，一方面可以打开并湿化气道，改善患者的肺功能并利于排痰；另一方面可以减少黏液分泌，降低术后发生肺炎的风险。

2. 合理镇痛

术后有效的镇痛措施则可促进患者早期的膈肌运动、咳嗽排痰，以此减少对肺功能的损害、减少肺部合并感染的发生。术后镇痛应综合运用各种镇痛方法，并在药物的用量上个体化。同时加强术后麻醉访视，避免过度镇静或呼吸抑制。此外，尽早去除不必要的胸腔引流可减轻患者疼痛。

3. 尽早下床活动

术后早期恢复性运动锻炼是防止术后肺部并发症的重要手段，应增加患者的姿势调整，尽早下床活动，也可增加肩部运动；研究显示，在术后第2天或患者术后可以独坐时，增加踏步机锻炼可以显著降低术后呼吸道感染和呼吸困难的发生率，并能显著缩短住院时间。术后早期下床行走对于降低肺栓塞风险也具有重要意义。

4. 合理的术后补液

术后补液应尽可能采用口服或肠内的方式。禁食水的患者，术后静脉补液以晶体液为主。关于补液的量，目前研究较倾向于限制性或目标导向性补液方案。过多的液体会加重心脏负担，甚至导致肺水肿，造成弥散障碍。

5. 术后肺功能康复

术后肺功能康复（I COUGH）是一项为患者提供多学科合作式术后肺保护的研究，其采取的主要措施包括激励式肺量测定法、鼓励患者咳嗽和深呼吸、口腔卫生护理、患者与家属教育、早期且较频繁的床下活动（每天3次以上）以及抬高床头（30°以上）等。研究证实，这种多学科合作式的肺保护策略显著降低了术后患者的肺炎发生率和计划外插管发生率。

参考文献

[1]　王天佑(整理). 胸外科围手术期肺保护的专家共识[J]. 中华外科杂志,2009,47(18)：

注：此文参考《胸外科围手术期肺保护中国专家共识（2019年）》，机器人辅助肺部手术围手术期的准备及注意事项和胸腔镜及常规开胸手术基本类同。

1361-1364.

[2] Li S，Che G，Shen C，et al. Current situation and consideration on the enhanced recovery protocols in lung cancer surgery[J]. J Thorac Dis，2018，10(Suppl 33)：S3855-S3858.

[3] 车国卫，刘伦旭，周清华. 加速康复外科从理论到实践——我们还需要做什么?[J]. 中国肺癌杂志，2017，20(4)：219-225.

[4] 王天佑(整理). 胸外科围手术期肺部并发症防治专家共识[J]. 中华胸心血管外科，2009，25(4)：217-218.

[5] Agostini P，Cieslik H，Rathinam S，et al. Postoperative pulmonary complications following thoracic surgery：are there any modifiable risk factors?[J]. Thorax，2010，65(9)：815-818.

[6] Sabaté S，Mazo V，Canet J. Predicting postoperative pulmonary complications：implications for outcomes and costs[J]. Curr Opin Anaesthesiol，2014，27(2)：201-209.

[7] 李鹏飞，赖玉田，周坤，等. 应用Clavien-Dindo分级系统对肺癌患者术后并发症分级及危险因素分析[J]. 中国肺癌杂志，2017，20(4)：264-271.

[8] 车国卫，刘伦旭，石应康. 加速康复外科临床应用现状与思考[J]. 中国胸心血管外科临床杂志，2016，23(3)：211-215.

[9] 车国卫，吴齐飞，邱源，等. 多学科围手术期气道管理中国专家共识(2018版)[J]. 中国胸心血管外科临床杂志，2018，25(7)：545-549.

编写整理：黄佳

内容审核：陈天翔

第四章　各类肺癌机器人胸腔镜手术实录解读

一、手术体位

　　患者双腔气管插管麻醉后，采用健侧卧位，双手抱头置于胸前。常规消毒铺巾，根据叩诊情况，多选择第8肋间腋中线与腋后线之间做观察孔，以所在径线为中线，两侧分别4指（8~9 cm，胸侧多第7肋间，背侧多第9肋间）做操作孔，三孔之间呈近一直线，两操作孔（Trocar）角度与镜头呈45°角，另第4肋间锁骨中线与腋前线间作3~5 cm辅助切口（助手辅助器械进入及肺叶取出用），右肺中叶往往选择第3肋间做辅助切口。镜头采用30°镜，左手采用双极抓钳，右手采用单极电凝钩。助手持长单关节有齿卵圆钳及吸引器，辅助牵拉暴露术野，以及使用切割闭合器完成血管及支气管的离断（图4-1）。

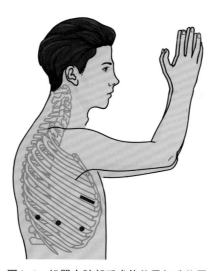

图4-1　机器人肺部手术体位及打孔位置

57

二、机器人辅助左肺上叶切除术

（一）手术简介

结合打孔方法，采取"自后向前"的反单向式方法来进行左肺上叶切除，该方法适用于叶裂发育较好的患者，而对于叶裂发育欠佳病例，建议先打通叶裂隧道，再进行如下方法；因左肺斜裂角度不太适合切割闭合器处理动脉分支，因此会用到钛夹或者可吸收血管夹（Hemlock）来处理血管。

（二）手术顺序

手术操作顺序如下：斜裂，舌段动脉，尖后段动脉分支，支气管，静脉及余下动脉分支。

（三）手术要点

（1）自后向前切除左肺上叶；
（2）叶裂发育不佳患者往往需要先打通叶裂隧道；
（3）左上肺静脉与A1+2a及A3可一同处理。

（四）具体手术步骤

第1步：斜裂前半部分

（1）暴露：将左肺上叶垂直稍向头侧牵拉，暴露斜裂（图4-2）；
（2）清扫第11组淋巴结；
（3）依次暴露舌段动脉，左肺上叶支气管，左上肺静脉（图4-3）。

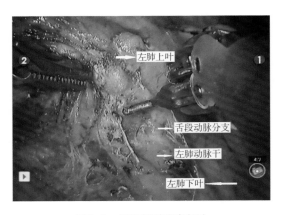

图4-2　暴露斜裂前半部分

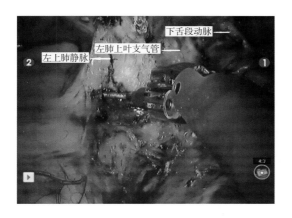

图4-3　暴露舌段动脉，左肺上叶支气管及静脉

第2步：处理左肺上叶动脉分支

（1）暴露：将左肺上叶向胸侧牵拉，暴露斜裂；

（2）游离舌段动脉以及A1+2c支，并分别予钛夹夹闭处理（图4-4，图4-5）；

（3）沿斜裂继续向头侧游离，显露A1+2b支；

（4）切割闭合器切断A1+2b支（图4-6）。

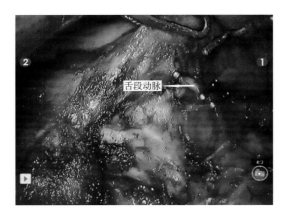

图4-4　左肺上叶舌段动脉

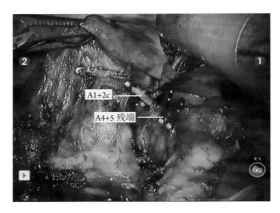

图4-5　处理A1+2c支

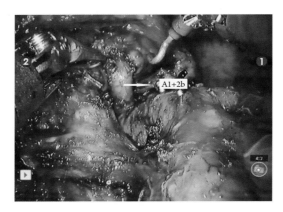

图4-6　处理A1+2b支

第3步：处理左肺上叶支气管

（1）暴露：将左肺上叶向胸侧牵拉，暴露斜裂；

（2）清扫左肺上叶支气管周围淋巴结，彻底游离左肺上叶支气管（图4-7）；

（3）左手Cardiere抓钳竖直牵拉左肺上叶，显露左肺上叶支气管，切割闭合器离断（图4-8）。

第4步：处理左上肺静脉及肺动脉余下分支

（1）暴露：Cardiere抓钳钳夹支气管残端，垂直牵拉左肺上叶；

（2）使用切割闭合器离断左上肺静脉及肺动脉余下分支（图4-9）；

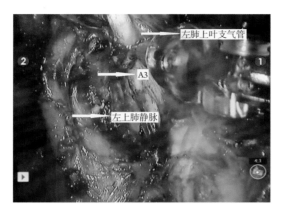

图4-7　游离左肺上叶支气管

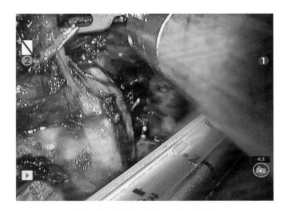

图4-8　离断左肺上叶支气管

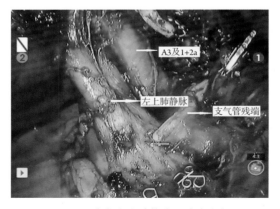

图4-9　离断左上肺静脉及动脉分支

61

（3）取出左肺上叶。

第5步：清扫上纵隔淋巴结

（1）暴露：因左肺上叶已切除，往往不需刻意显露上纵隔；

（2）清扫第5/6组淋巴结。（图4-10）

第6步：清扫后纵隔第10及隆突下淋巴结

（1）暴露：无齿卵圆钳钳夹左肺下叶向胸侧牵拉，暴露后纵隔；

（2）完整打开后纵隔胸膜，显露第10组及第7组淋巴结（图4-11，图4-12）；

（3）清扫第10组及第7组淋巴结。

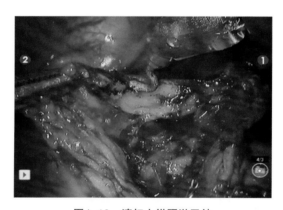

图4-10　清扫上纵隔淋巴结

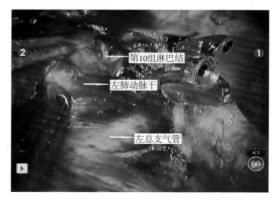

图4-11　清扫后纵隔淋巴结

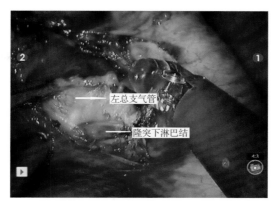

图4-12　清扫隆突下淋巴结

三、机器人辅助左肺下叶切除术

（一）手术简介

　　左下肺切除采取"自下而上"的单向式方法来进行，左下叶解剖同样相对固定。选取的病例左肺下叶淋巴结较多，能够清楚显示解剖步骤。

（二）手术顺序

　　手术操作顺序如下：左下肺韧带，左下肺旁前纵隔胸膜，左下肺旁后纵隔胸膜，左下肺静脉与支气管旁第11组淋巴结、第7组淋巴结，左下肺支气管与左下肺动脉旁第10组淋巴结，左下肺静脉，左肺下叶支气管，左下肺动脉，斜裂。

（三）手术要点

　　（1）自下向上单向式切除左肺下叶；
　　（2）该方法无论叶裂发育佳与不佳均可顺利实施，左下肺动脉游离困难时可不单独解剖左肺下叶动脉，可同斜裂一同使用切割闭合器处理。

（四）具体手术步骤

第1步：游离左下肺韧带，显露左下肺静脉腹侧

　　（1）首先将左肺下叶垂直提起稍向背侧牵拉，暴露左下肺韧带；
　　（2）用电钩游离左下肺韧带至左下肺静脉，并清扫此处第9组淋巴结（图4-13，图4-14）；

63

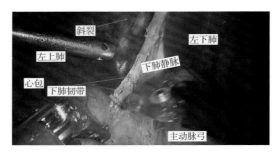

图4-13　游离左下肺韧带

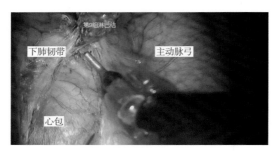

图4-14　清扫第9组淋巴结

（3）打开前纵隔胸膜，清扫左下肺支气管与左下肺静脉间第11组淋巴结，显露左下肺静脉腹侧（图4-15）。

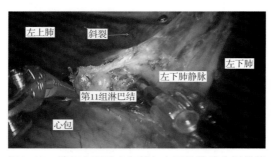

图4-15　清扫左下肺支气管与左下肺静脉之间的第11组淋巴结

第2步：打开后纵隔胸膜，自下而上清扫第11组、第8组、第7组、第10组及第4组淋巴结，显露左下肺静脉、左下肺支气管及左下肺动脉背侧

（1）将左下肺提向腹侧，打开后纵隔胸膜，保护迷走神经，依次清扫左

下肺静脉与左下肺支气管间的第11组淋巴结及第7组、8组淋巴结（图4-16，图4-17）；

（2）清扫左下肺支气管与肺动脉上方的第10组淋巴结（图4-18）；

（3）清扫左下肺支气管近肺动脉侧深部第4组淋巴结（图4-19）。

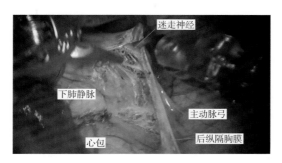

图4-16 打开后纵隔胸膜

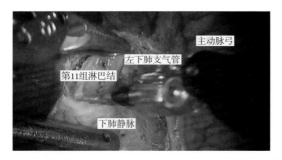

图4-17 清扫背侧左下肺静脉与左下肺支气管之间的第11组淋巴结及第7组、8组淋巴结

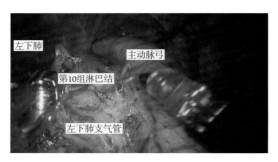

图4-18 清扫左下肺支气管与肺动脉上方的第10组淋巴结

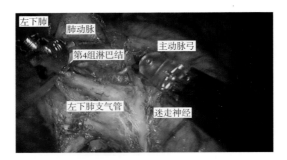

图4-19　清扫第4组淋巴结

第3步：分别离断左下肺静脉，左下肺支气管及左下肺动脉

（1）使用切割闭合器（白钉）离断左下肺静脉（图4-20）；

（2）游离左下肺支气管与左下肺动脉间腹侧第11组淋巴结及结缔组织，可使用机械臂充分游离左下肺支气管与左下肺动脉之间的间隙（图4-21，图4-22）；

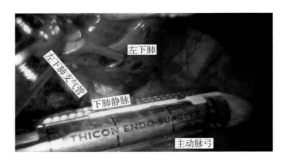

图4-20　使用切割闭合器（白钉）切断左下肺静脉

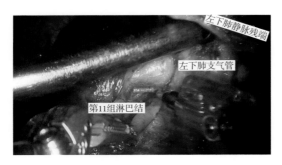

图4-21　清扫左下肺支气管旁残余第11组淋巴结

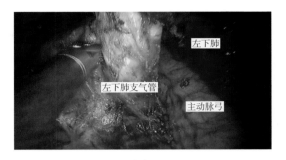

图4-22　游离左下肺支气管与左下肺动脉之间的间隙

（3）使用切割闭合器（绿钉）离断左下肺支气管（图4-23）；

（4）向上提起左下肺支气管残端，在视野中将左下肺动脉垂直牵拉，清扫左下肺动脉旁残余第10组淋巴结（图4-24）；

（5）充分游离左下肺动脉与斜裂间间隙，切割闭合器（白钉）离断左下肺动脉（图4-25）；

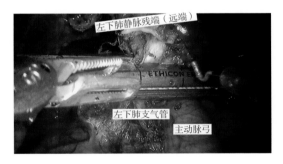

图4-23　使用切割闭合器（绿钉）离断左下肺支气管

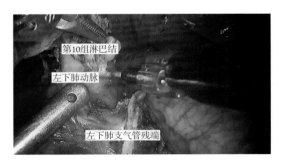

图4-24　清扫左下肺动脉旁残余第10组淋巴结

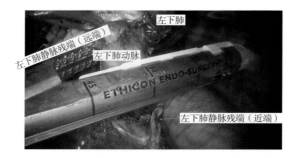

图4-25　切割闭合器（白钉）离断左下肺动脉

（6）将左下肺提起暴露斜裂，切割闭合器（金钉）处理斜裂（图4-26）；

（7）使用一次性取物袋取出左下肺；

（8）清扫第5组、6组淋巴结（图4-27）。

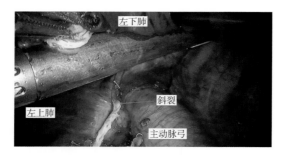

图4-26　使用切割闭合器（金钉）处理斜裂，切除左下肺

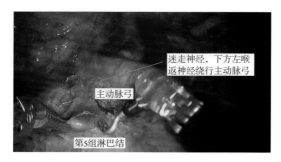

图4-27　清扫第5组及第6组淋巴结

（五）注意事项

（1）清扫第4组淋巴结时尽量避免损伤喉返神经；

（2）清扫第7组淋巴结时避免损伤食管、迷走神经及对侧气管；

（3）清扫第10组淋巴结时尽量避免误伤肺动脉引起出血；

（4）清扫第5组、6组淋巴结时尽量避免能量器械损伤喉返神经及迷走神经。

四、机器人辅助右肺上叶切除术

（一）手术简介

本着简化手术的原则，同时结合打孔方法，我们采取"自后向前"的反单向式方法来进行右肺上叶切除，右肺上叶解剖相对固定，该方法具有一定普适性。选取一例叶裂发育不全的右肺上叶切除，以更好阐述该方法。

（二）手术顺序

手术操作顺序如下：三叶交汇处，右肺上叶支气管与右肺中间支气管间第11组淋巴结，斜裂后半部分，后升动脉，右肺上叶支气管，前干动脉，水平裂，右肺上叶静脉。

（三）手术要点

（1）自后向前切除右肺上叶；

（2）叶裂发育不佳患者往往需要先打通三叶交界处与右上叶-右中间支气管间的隧道；

（3）不需单独解剖右肺上叶静脉，可同水平裂一起处理。

（四）具体手术步骤

第1步：三叶交汇处（斜裂隧道入口）

（1）暴露：将右上叶垂直稍向头侧牵拉，暴露斜裂及三叶交汇点（图4-28）；

（2）用电钩打开三叶交界点处胸膜，沿斜裂方向往背侧逐步打开斜裂，并清扫其中淋巴结；

（3）依次暴露叶间动脉干、后升动脉、中心静脉，需将叶间动脉干后缘游离充分（图4-29）。

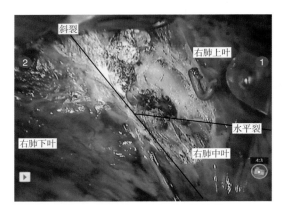

图4-28　暴露三叶交汇处

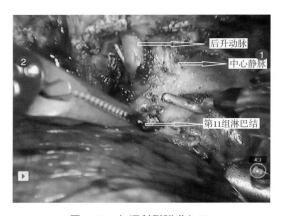

图4-29　打通斜裂隧道入口

第2步：右肺上叶支气管与右中间支气管间淋巴结（斜裂隧道出口）

（1）暴露：将右肺下叶背段向胸侧及足侧牵拉，暴露后肺门；

（2）将右总支气管、右肺上叶支气管、右中间支气管该三角区域表面的纵隔胸膜全部打开（图4-30）；

（3）清扫右肺上叶支气管与右中间支气管间第11组淋巴结；

（4）打通斜裂后半隧道，以切割闭合器打开斜裂（图4-31）。

第3步：处理后升动脉及中心静脉（或单纯处理后升动脉）

（1）暴露：将右肺上叶竖直稍向头侧牵拉，暴露后升动脉及中心静脉；

（2）清扫后升动脉、中心静脉周围所有淋巴结（图4-32）；

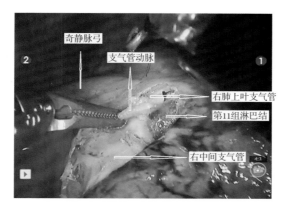

图4-30　暴露斜裂隧道出口

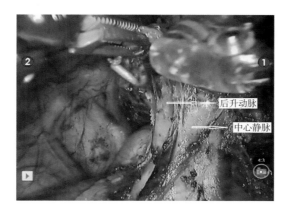

图4-31　打通斜裂隧道

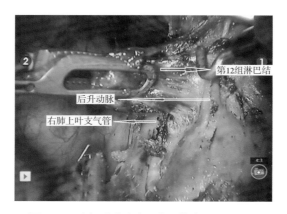

图4-32　清扫后升动脉、中心静脉周围淋巴结

（3）左手持Cardiere抓钳原位抓持后升动脉及中心静脉，便于右手电钩锐性分离；

（4）使用切割闭合器离断后升动脉及中心静脉（图4-33）。

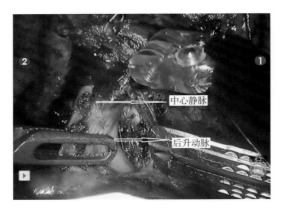

图4-33　离断后升动脉及中心静脉

第4步：处理右肺上叶支气管

（1）暴露：竖直牵拉右肺上叶，使右肺上叶支气管保持竖直，助手吸引器挡开后升动脉残端；

（2）清扫右肺上叶支气管、前干以及肺动脉干表面三角区域内淋巴结（图4-34）；

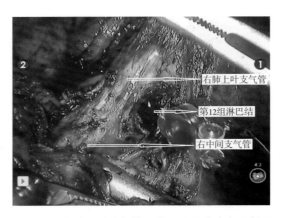

图4-34　右肺上叶支气管、前干以及肺动脉干表面
三角区域内第12组淋巴结

（3）将右肺上叶向足侧、胸侧牵拉，暴露右肺上叶支气管上缘；

（4）游离右肺上叶支气管上缘与前干之间间隙（图4-35）；

（5）竖直牵拉右肺上叶，使右肺上叶支气管保持竖直，使用Cardiere抓钳牵拉右肺上叶支气管，电钩锐性、钝性交替分离，彻底游离右肺上叶支气管；

（6）使用切割闭合器离断右肺上叶支气管（图4-36）。

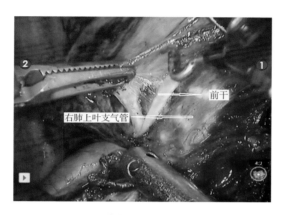

图4-35　游离右肺上叶支气管上缘

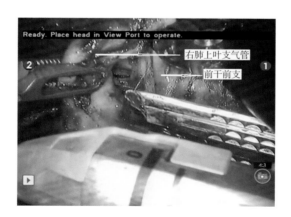

图4-36　离断右肺上叶支气管

第5步：处理前干

（1）暴露：助手卵圆钳钳夹右肺上叶支气管远端残端，竖直牵拉，使前干保持竖直，吸引器挡开后升动脉残端；

（2）使用Cardiere抓钳原位抓持前干，电钩锐性结合钝性分离游离前干

（图4-37）；

（3）切割闭合器离断前干。

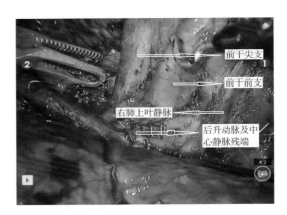

前干尖支

前干前支

右肺上叶静脉

后升动脉及中心静脉残端

图4-37　暴露并游离前干

第6步：水平裂及右肺上叶静脉

（1）暴露：助手卵圆钳钳夹右肺上叶支气管远端残端，向胸侧牵拉，暴露右肺上叶静脉上缘（图4-38）；

（2）彻底游离肺静脉上缘纵隔胸膜；

（3）清扫肺静脉周缘的所有淋巴结；

（4）使用切割闭合器处理水平裂以及右肺上叶静脉（图4-39）。

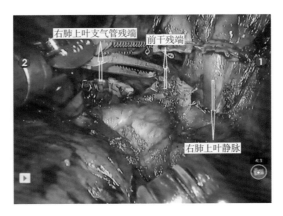

右肺上叶支气管残端　　前干残端

右肺上叶静脉

图4-38　暴露并游离右肺上叶静脉上缘

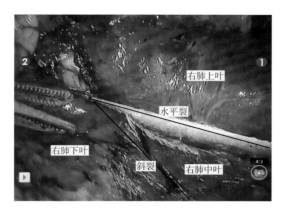

图4-39　处理水平裂以及右肺上叶静脉

第7步：清扫上纵隔淋巴结

（1）暴露：因右肺上叶已切除，往往不需刻意显露上纵隔，但需助手使用吸引器帮助更好显露；

（2）完整打开奇静脉弓上缘及上腔静脉、右无名静脉后缘的纵隔胸膜；

（3）使用Cardiere抓钳牵拉打开的纵隔胸膜，电钩沿奇静脉弓上缘及上腔静脉、右无名静脉后缘完整游离该区域组织（图4-40）。

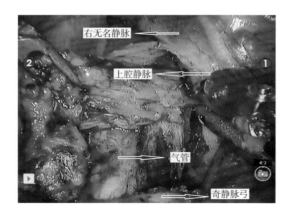

图4-40　清扫上纵隔淋巴结

第8步：清扫隆突下淋巴结

（1）暴露：无齿卵圆钳钳夹右肺下叶背段，将右肺下叶向胸侧牵拉，暴露后纵隔；

（2）完整打开食管、右中间支气管及右下肺静脉间的后纵隔胸膜，显露隆突下淋巴结；

（3）使用Cardiere抓钳牵拉打开的后纵隔胸膜，电钩沿食管前缘、右中间支气管及右总支气管后缘、心包表面完整游离该区域内脂肪及淋巴结组织（图4-41）。

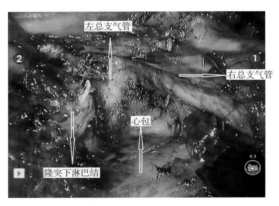

图4-41　清扫隆突下淋巴结

五、机器人辅助右肺中叶切除术

（一）手术简介

本着简化手术的原则，同时结合我们的打孔方法，采取"自前向后"的单向式方法来进行右肺中叶切除，右肺中叶解剖相对固定，该方法具有一定普适性。

（二）手术顺序

手术操作顺序如下：右肺中、下叶间斜裂前半部分，右肺中叶静脉，右肺中叶支气管，右肺中叶动脉及剩余叶裂。

（三）手术要点

（1）自前向后切除右肺中叶；

（2）叶裂发育不佳的患者往往需要先打通三叶交界处与右肺中叶-右肺下叶静脉间的隧道；

（3）水平裂较好的患者，不需单独解剖右肺中叶动脉，可同叶裂一起处理。

（四）具体手术步骤

第1步：右肺中、下叶间斜裂前半部分

（1）暴露：将右肺中叶垂直稍向背侧牵拉，暴露前肺门（图4-42）；

（2）用电钩打开右肺中叶静脉下缘胸膜，并沿斜裂方向往背侧逐步打开斜裂，并清扫其中淋巴结；

（3）依次暴露右肺中叶静脉下缘、右肺中叶支气管下缘（图4-43）。

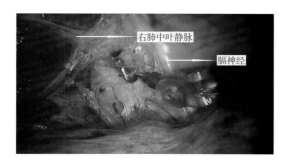

图4-42　暴露前肺门

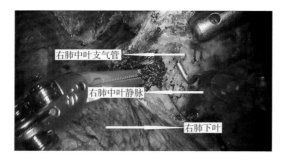

图4-43　暴露右肺中叶支气管

第2步：右肺中叶静脉

（1）暴露：将右肺中叶垂直稍向背侧牵拉，暴露前肺门；

（2）打开右肺中叶静脉与右肺上叶静脉间的胸膜，暴露右肺中叶静脉与右肺上叶静脉间隙（图4-44）；

（3）使用Cardiere抓钳或助手持分离钳钝性游离右肺中叶静脉；

（4）使用切割闭合器离断右肺中叶静脉（图4-45）。

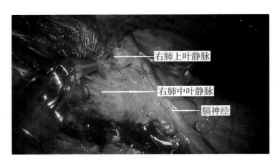

图4-44　暴露右肺中叶静脉

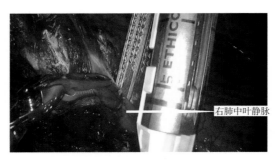

图4-45　离断右肺中叶静脉

第3步：处理右肺中叶支气管

（1）暴露：卵圆钳钳夹右肺中叶静脉残端，竖直稍向背侧牵拉右肺中叶；

（2）游离右肺中叶支气管上缘，清扫支气管上缘与右肺上叶静脉间淋巴结（图4-46）；

（3）游离右肺中叶支气管下缘，清扫支气管下缘与右肺中叶外侧段动脉间淋巴结（图4-47）；

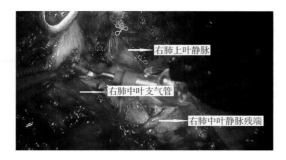

图4-46　游离右肺中叶支气管上缘

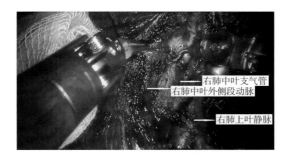

图4-47　游离右肺中叶支气管下缘

（4）使用Cardiere抓钳牵拉右肺中叶支气管，分离钳钝性分离右肺中叶支气管（图4-48）；

（5）使用切割闭合器离断右肺中叶支气管（图4-49）。

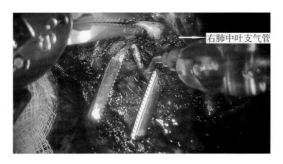

图4-48　钝性分离右肺中叶支气管

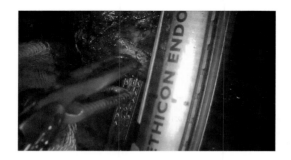

图4-49　离断右肺中叶支气管

第4步：右肺中叶动脉及剩余叶裂

（1）暴露：使用Cardiere抓钳牵拉右肺中叶，暴露水平裂（图4-50）；

（2）使用切割闭合器处理连同右肺中叶动脉在内的叶裂（图4-51）。

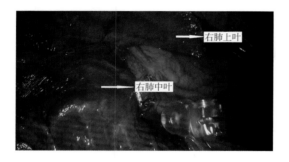

图4-50　暴露水平裂

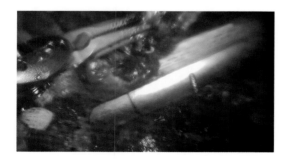

图4-51　切断余下叶裂

第5步：清扫上纵隔淋巴结

（1）暴露：助手卵圆钳钳夹右肺上叶尖段，向足侧牵拉右肺上叶，暴露上纵隔；

（2）完整打开奇静脉弓上缘及上腔静脉、右无名静脉后缘的纵隔胸膜；

（3）使用Cardiere抓钳牵拉打开的纵隔胸膜，电钩沿奇静脉弓上缘及上腔静脉、右无名静脉后缘完整游离该区域组织（图4-52）。

第6步：清扫隆突下淋巴结

（1）暴露：无齿卵圆钳钳夹右肺下叶背段，将右肺下叶向胸侧牵拉，暴露后纵隔；

（2）完整打开食管、右中间支气管及右下肺静脉间的后纵隔胸膜，显露隆突下淋巴结；

（3）使用Cardiere抓钳牵拉打开的后纵隔胸膜，电钩沿食管前缘、右中间支气管及右总支气管后缘、心包表面完整游离该区域内脂肪及淋巴结组织（图4-53）。

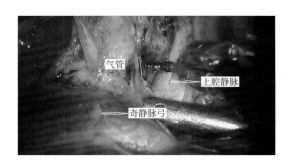

图4-52　清扫上纵隔淋巴结

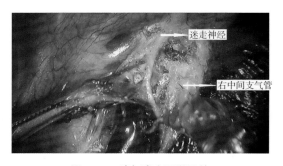

图4-53　清扫隆突下淋巴结

六、机器人辅助右肺下叶切除术

（一）手术简介

右肺下叶采取自下而上按照"静脉—支气管—动脉"顺序的单向式切除，该方法对斜裂发育要求不高，此方法可尽量减少术中翻动肺的次数，提高手术流畅性。

（二）手术顺序

手术操作顺序如下：隆突下淋巴结，右肺下叶与中间支气管间第11组淋巴结，右下肺韧带，右肺下叶静脉，右肺下叶支气管，右肺下叶动脉及斜裂。

（三）手术要点

（1）先自后纵隔暴露右肺下叶支气管及右总支气管间间隙；

（2）按照"静脉—支气管—动脉"顺序单向式切除右肺下叶；

（3）斜裂发育较好的患者，可不单独解剖右肺下叶动脉，可同斜裂一起处理，减少出血风险。

（四）具体手术步骤

第1步：隆突下淋巴结

（1）暴露：将右肺下叶向胸侧牵拉，暴露后肺门；

（2）用电钩打开食管—右总支及右中间支气管表面纵隔胸膜，并清扫隆突下淋巴结（图4-54）；

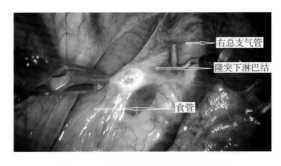

图4-54 暴露并清扫隆突下淋巴结

第2步：右肺下叶支气管与右中间支气管间第11组淋巴结

（1）暴露：将右肺下叶向胸侧牵拉，暴露后肺门；

（2）将右肺下叶支气管、右中间支气管分叉区域表面的纵隔胸膜全部打开，充分暴露右肺下叶支气管以及右中间支气管（图4-55）；

（3）清扫右肺下叶支气管与右中间支气管间第11组淋巴结。

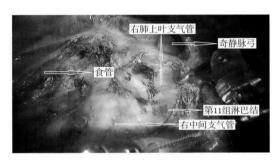

图4-55　暴露并清扫右肺上叶支气管及右中间支气管间第11组淋巴结

第3步：右肺下叶静脉

（1）暴露：将右肺下叶垂直向上牵拉，暴露右下肺韧带（图4-56）；

（2）游离右下肺韧带，至右下肺静脉下缘；

（3）经前暴露右肺中叶，右肺下叶静脉，游离右肺下叶静脉（图4-57）；

（4）使用切割闭合器离断右肺下叶静脉。

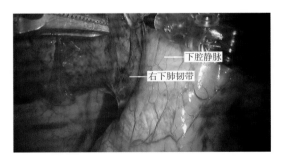

图4-56　显露右下肺韧带

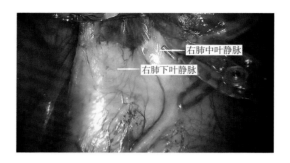

图4-57　游离右肺下叶静脉

第4步：处理右肺下叶支气管

（1）暴露：竖直牵拉右肺下叶，使右肺下叶支气管保持竖直；

（2）清扫右肺下叶支气管、右肺下叶动脉之间淋巴结（图4-58）；

（3）游离右肺下叶支气管，并使用切割闭合器离断（图4-59）。

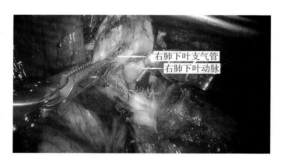

图4-58　清扫右肺下叶支气管与右肺下叶动脉间淋巴结

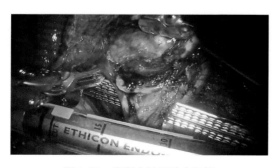

图4-59　离断右肺下叶支气管

第5步：处理右肺下叶动脉及剩余斜裂

（1）暴露：助手持卵圆钳钳夹右肺下叶支气管远端残端，竖直牵拉；

（2）使用Cardiere抓钳原位抓持右肺下叶动脉，电钩锐性结合钝性分离（图4-60）；

（3）使用切割闭合器离断右肺下叶动脉；

（4）使用切割闭合器离断余下斜裂，取出肺叶。

第6步：清扫上纵隔淋巴结

（1）暴露：无齿卵圆钳钳夹右肺上叶尖段，向足侧牵拉；

（2）完整打开奇静脉弓上缘及上腔静脉、右无名静脉后缘的纵隔胸膜；

（3）使用Cardiere抓钳牵拉打开的纵隔胸膜，电钩沿奇静脉弓上缘及上腔静脉、右无名静脉后缘完整游离该区域组织（图4-61）。

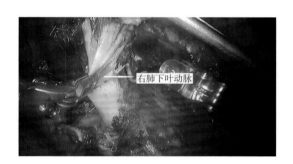

图4-60　暴露右肺下叶动脉

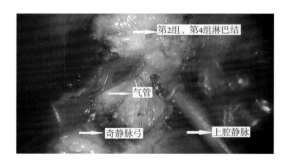

图4-61　清扫上纵隔淋巴结

七、经典案例：三臂机器人辅助胸腔镜右上肺局部晚期非小细胞肺癌切除术

（一）概述

传统电视辅助胸腔镜手术（video assisted thoracoscopic surgery，VATS）因术后恢复更快且并不影响患者肿瘤学预后，目前已成为早期肺癌的标准治疗方法。然而在局部晚期肺癌中其应用尚存争议。主要的问题在于手术操作难度及对淋巴结清扫彻底程度的疑虑。机器人辅助胸腔镜手术（robot assisted thoracoscopic surgery，RATS）与VATS相比具有多项技术优势，包括拥有三维视野，操作手臂灵活性的大幅提高等。因此，在处理更困难的病例时，它可能具备超过传统VATS的潜力。尽管RATS在局部晚期NSCLC中的可行性仅在有限的回顾性研究中进行了评估，但这种技术可能在不久的将来促进这些患者使用微创手术。自2009年以来，上海市胸科医院肿瘤外科团队已使用达芬奇S机器人系统进行了1 000多例肺切除术。在此，我们报告一个代表性案例，附有手术视频，以分享我们使用三臂RATS方法治疗局部晚期（N2）非小细胞肺癌（non-small cell lung cancer，NSCLC）的经验。

（二）临床初步评估

入院后，所有患者均接受标准的肿瘤可操作性评估。如果怀疑Ⅲ期（N2）疾病，患者通常需要全身PET-CT扫描和支气管内超声引导细针穿刺活检（EBUS-FNA）进行分期。然后由多学科团队讨论这些案例，以确定适当的治疗方式。

（三）病例介绍

患者男性，65岁，吸烟史30年（800年支），术前戒烟2周，同时合并高血压、心房颤动及冠状动脉支架植入术史。胸部增强CT显示右上叶肿块，肺门（10R）和纵隔淋巴结（2R和4R）增大。术前肺功能中度受损（FEV1%和DLCO%分别为80.7%和82.7%）。该患者通过CT引导下穿刺活检和PET-CT被诊断为临床T1N2M0腺癌，但由于担心疾病进展，拒绝接受EBUS-TBNA活检及诱导性放化疗，决定直接行手术治疗。我们为他进行了RATS下的右上肺叶切除术及系统性淋巴结清扫。术后恢复平稳，患者在手术后4天出院。最终的病理结果证实了诊断（腺癌，pT1N2M0，ⅢA期），并进行了4个周期的术后辅助化疗。随访12个月，没有复发的迹象。

（四）手术室布置和切口设计

插管后，将患者置于左侧卧位，头部朝向机器人。首先，将镜头孔（12 mm）置于腋后线的第7（对于上叶）或第8（对于下叶）肋间隙。然后使用30°镜头探查胸腔。若没有严重的粘连或转移且肺塌陷良好，则在镜头口的前方和后方引入另外两个机器臂切口（8 mm）。臂切口通常与镜头孔处于同一水平或稍高于镜头孔，通常孔间间隔为8~10 cm以避免器械干扰。然后在背阔肌前缘前方的第四肋间隙作3 cm的助手操作孔。一旦所有切口就位，就开始对接机器人，通常需2~3 min。对于三臂方法，通过机器人臂1（外科医生左手）插入小号卵圆钳，通过臂2（外科医生右手）插入电钩。为了手术的流畅，在术中尽量不要更换这些器械。其他卵圆钳、切割闭合器、钛夹等由助手通过辅助操作口引入。

（五）手术步骤

在大多数情况下，手术从解剖隆突下淋巴结开始，然后由前向后单向解剖分离，以避免反复肺翻转。

对于右上叶切除术，首先将下叶向前牵拉。从下肺静脉的上缘向食道和中间支气管向奇静脉弓方向打开后纵隔胸膜，将该区域中的所有淋巴结（第7和第8站）以"整块切除"（en-bloc）方式切除，完整切除后可暴露左右支气管和心包。

继续向上解剖游离中间支气管和上叶支气管之间的组织，并切除后肺门淋巴结（第10站）和叶间淋巴结（第11站）。在多数情况下，特别是对于疑似淋巴结受累的患者，需将斜裂分开，以更好暴露并完全切除所有的叶间淋巴结。之后进一步游离上叶支气管并由直线切割器离断。

在完成支气管后，夹住支气管残端将上叶向上牵拉，并小心地移除前肺门淋巴结（第10站）及余下叶间淋巴结（第11站）。同时游离后升支动脉（A2）、尖前支（A1、3）和上肺静脉后缘。然后将上叶向后牵拉以暴露前肺门。继续游离尖前支和上肺静脉。由直线切割闭合器切开水平裂。打开水平裂后，继续通过切割闭合器离断上叶动静脉分开，并使用标本袋取出上叶。

对于气管旁淋巴结的切除，纵隔胸膜从奇静脉上缘沿上腔静脉打开至气管的锁骨下动脉水平。注意避免静脉损伤和右侧喉返神经损伤。为了完全切除4R位淋巴结，通常需要解剖奇静脉下方的区域。极少数情况下，由于4R淋巴结显著扩大，为了更好地暴露和解剖，可能需离断奇静脉。然后整块切除2R和4R淋巴结。

（六）评论

局部晚期NSCLC是一组具有高度异质性的疾病，有效的局部治疗对这类患者至关重要。虽然不同研究报道的肿瘤学预后不尽相同（5年总生存率为30%~45%），但根治性手术仍被认为是对这些患者最有效的治疗手段之一。但是，手术能否真正为这组患者带来临床获益在很大程度上取决于手术并发症的发生率和切除的完整性。特别是在淋巴结受累的患者中，淋巴结完全切除与降低局部复发率和提高生存率显著相关。

如前述，RATS在精细操作和淋巴结清扫中的能力较传统VATS有了大幅改善。在临床Ⅰ期NSCLC患者中，RATS的淋巴结升期率较VATS更高。同时，RATS在局部晚期NSCLC中的应用也在得到更广泛的认可。Cerfolio等报道，RATS肺叶切除术后ⅢA期NSCLC患者的5年生存率为62%，N2患者为73%。Veronesi等的另一项多中心回顾性研究中，pStage ⅢA肺癌RATS切除术后3年总生存率61%，局部复发率为8.5%。术中中转开胸率为9.9%，低于此前报告的VATS数据。尽管仍需要通过前瞻性研究进一步验证，但这些早期结果仍令人鼓舞。

上海市胸科医院目前主要采用三臂机器人肺叶切除术。Veronesi等曾描述了用于切除局部晚期NSCLC的四臂方法。使用三臂方法的主要原因是：①额外的手臂和器械会增加额外手术费用；②减少了一个手术切口；③在手术过程中无需更换机器人手臂。同时，由于所有直线切割器均通过助手辅助切口以有限的角度进入。为了避免血管离断过程中过大的张力，必须充分游离血管，同时可以先处理支气管以便肺的牵拉。

参考文献

[1]   Li JT，Liu PY，Huang J，et al. Perioperative outcomes of radical lobectomies using robotic-assisted thoracoscopic technique vs. video-assisted thoracoscopic technique：retrospective study of 1,075 consecutive p-stage I non-small cell lung cancer cases[J]. J Thorac Dis，2019，11(3)：882-891.

[2]   Bendixen M，Jørgensen OD，Kronborg C，et al. Postoperative pain and quality of life after lobectomy via video-assisted thoracoscopic surgery or anterolateral thoracotomy for early stage lung cancer：a randomised controlled trial[J]. Lancet Oncol，2016，17(6)：836-844.

[3]   Yan TD，Black D，Bannon PG，et al. Systematic review and meta-analysis of randomized and nonrandomized trials on safety and efficacy of video-assisted thoracic surgery lobectomy for early-stage non-small-cell lung cancer[J]. J Clin Oncol，2009，27(15)：2553-2562.

[4]   Vannucci F，Gonzalez-Rivas D. Is VATS lobectomy standard of care for operable non-small cell lung cancer?[J]. Lung Cancer，2016，100：114-119.

[5]   Veronesi G，Park B，Cerfolio R，et al. Robotic resection of Stage III lung cancer：an international retrospective study[J]. Eur J Cardiothorac Surg，2018，54(5)：912-919.

[6]　Cerfolio RJ, Ghanim AF, Dylewski M, et al. The long-term survival of robotic lobectomy for non-small cell lung cancer: A multi-institutional study[J]. J Thorac Cardiovasc Surg, 2018, 155(2): 778-786.

[7]　Park BJ, Yang HX, Woo KM, et al. Minimally invasive (robotic assisted thoracic surgery and video-assisted thoracic surgery) lobectomy for the treatment of locally advanced non-small cell lung cancer[J]. J Thorac Dis, 2016, 8(Suppl 4): S406-S413.

[8]　Huang J, Li J, Li H, et al. Continuous 389 cases of Da Vinci robot-assisted thoracoscopic lobectomy in treatment of non-small cell lung cancer: experience in Shanghai Chest Hospital[J]. J Thorac Dis, 2018, 10(6): 3776-3782.

[9]　Zhao X, Qian L, Lin H, et al. Robot-assisted lobectomy for non-small cell lung cancer in china: initial experience and techniques[J]. J Thorac Dis, 2010, 2(1): 26-28.

[10]　Albain KS, Swann RS, Rusch VW, et al. Radiotherapy plus chemotherapy with or without surgical resection for stage III non-small-cell lung cancer: a phase III randomised controlled trial[J]. Lancet, 2009, 374(9687): 379-386.

[11]　Pless M, Stupp R, Ris HB, et al. Induction chemoradiation in stage IIIA/N2 non-small-cell lung cancer: a phase 3 randomised trial[J]. Lancet, 2015, 386(9998): 1049-1056.

[12]　Zheng D, Ye T, Hu H, et al. Upfront surgery as first-line therapy in selected patients with stage IIIA non-small cell lung cancer[J]. J Thorac Cardiovasc Surg, 2018, 155(4): 1814-1822.e4.

[13]　Izbicki JR, Passlick B, Pantel K, et al. Effectiveness of radical systematic mediastinal lymphadenectomy in patients with resectable non-small cell lung cancer: results of a prospective randomized trial[J]. Ann Surg, 1998, 227(1): 138-144.

[14]　Wilson JL, Louie BE, Cerfolio RJ, et al. The prevalence of nodal upstaging during robotic lung resection in early stage non-small cell lung cancer[J]. Ann Thorac Surg, 2014, 97(6): 1901-196; discussion 1906-1907.

[15]　Boffa DJ, Kosinski AS, Paul S, et al. Lymph node evaluation by open or video-assisted approaches in 11,500 anatomic lung cancer resections[J]. Ann Thorac Surg, 2012, 94(2): 347-353; discussion 353.

[16]　Gonfiotti A, Bongiolatti S, Bertolaccini L, et al. Thoracoscopic lobectomy for locally advanced-stage non-small cell lung cancer is a feasible and safe approach: analysis from multi-institutional national database[J]. J Vis Surg, 2017, 3: 160.

[17]　Veronesi G, Novellis P, Difrancesco O, et al. Robotic assisted lobectomy for locally advanced lung cancer[J]. J Vis Surg, 2017, 3: 78.

[18]　Park BJ, Flores RM, Rusch VW. Robotic assistance for video-assisted thoracic surgical lobectomy: technique and initial results[J]. J Thorac Cardiovasc Surg, 2006, 131(1): 54-59.

编写整理：李剑涛，陈天翔，黄佳，陆佩吉，成兴华
内容审核：黄佳

第五章　肺癌机器人胸腔镜手术的淋巴结清扫特点

一、概述

淋巴结清扫对于肺癌根治切除手术极其重要。由于独特的胸腔淋巴结引流规律，遵循由肺内淋巴引流经肺门淋巴结（统称为N1淋巴结），再引流到纵隔淋巴结各站（N2淋巴结）的特点，彻底清扫相应引流部位的淋巴结和淋巴管组织是标准肺癌完全性切除手术的要求。同时也提供最准确的肺癌病理分期，判断预后并指导后续辅助治疗。

纵隔淋巴结切除分为系统性淋巴结采样和系统性淋巴结清扫。目前主要的难点在于淋巴结切除的彻底性和安全性。究其原因，无非在于解剖变异，淋巴结融合侵犯周围结构，器械应用角度受限，外科医生经验不足，担心出现并发症和意外等。由于达芬奇机器人手术系统具有高清的3D成像系统以及超越人手腕功能的Endo-wrist（手术器械品牌）仿真手腕，在清扫淋巴结时比传统胸腔镜更为方便安全。高倍放大的3D手术视野几乎无死角，可以更加清晰地暴露肺门以及纵隔各区域的淋巴结及其组织，极大地减少了淋巴结残留的发生率。无论是在淋巴结的抓取游离，还是在避开淋巴结周围血管等方面的操作灵活性，达芬奇机器人手术系统都较传统电视辅助胸腔镜手术（video assisted thoracoscopic surgery，VATS）具有明显优势。

作为国内最早开展肺癌达芬奇机器人辅助胸腔镜手术（robot assisted thoracoscopic surgery，RATS）的中心，上海市胸科医院肺部肿瘤临床医学中心在机器人辅助下肺癌淋巴清扫方面具有较丰富的经验。李剑涛等回顾性分析了我中心2013年5月至2016年4月单中心连续333例机器人辅助胸腔镜肺叶切除术治疗Ⅰ期非小细胞肺癌患者，所有患者均进行了系统性淋巴结切除，获取淋巴结2~9（5.69±1.46）组，取淋巴结数量为3~21（9.80±3.43）个，淋巴结切除的站数和总数、围手术期相关并发症均和开胸手术相似。

刘星池等进行了一项关于达芬奇机器人非小细胞肺癌根治术手术疗效的回顾性临床资料分析，结果显示：RATS组和VATS组的淋巴结清扫总数、淋巴结清扫站数、术后2年无进展生存率比较，RATS组均优于VATS组（P<0.05）。充分体现了达芬奇机器人手术系统对淋巴结清扫的彻底性。

Wilson等报道了应用RATS切除淋巴结后出现病理升期的结果优于VATS，而和开放手术相当。Alper Toker等进行了一项关于常规开胸手术、VATS与RATS肺癌根治术淋巴结清扫效果的对比研究，该研究共纳入了270例患者，其研究结果表明：RATS组淋巴结清扫总数明显多于其他两组（12.0±6.4）vs（11.7±4.7）vs（14.9±6.5），P=0.0007，其中N1组淋巴结的清扫数量显著多于其他两组（4.0±2.7）vs（3.8±2.1）vs（6.8±3.7），P<0.0001。

在安全性方面，渡边等报道了RATS清扫淋巴结相关并发症发生率仅3.5%，包括喉返神经损伤、双侧迷走神经损伤、乳糜胸和气道损伤。

二、右侧进路纵隔淋巴结清扫技术

主刀医生以齿镊提起迷走神经前方纵隔胸膜，电钩灼开胸膜暴露后肺门。沿右侧支气管边缘、迷走神经和右侧下肺静脉组成的三角区域内进行解剖。注意保护食管、支气管膜部不受损伤。充分游离了食管前方间隙后，注意将电钩伸进淋巴结和心包后方间隙解剖，最终沿支气管边缘整块切除隆突下淋巴结和食管旁淋巴结（图5-1）。

以齿镊提起上腔静脉后方纵隔胸膜，电钩灼开胸膜暴露上纵隔。沿上腔静脉后、奇静脉弓上缘和气管壁前方组成的三角区域内进行解剖。注意保护气管、胸导管、上腔静脉不受损伤。充分游离了腔静脉后方间隙后，注意将电钩沿淋巴结和升主动脉及其分支间隙解剖，最终在气管壁前方整块切除腔静脉后淋巴结和上纵隔淋巴结（图5-2）。

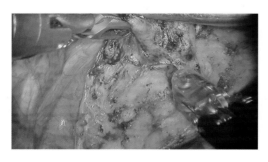

图5-1　隆突下及食管旁区域

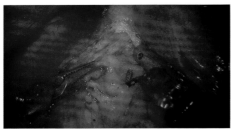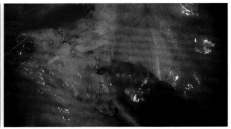

图5-2　腔静脉后及上纵隔区域

三、左侧进路纵隔淋巴结清扫技术

　　首先，主刀医生以齿镊提起主动脉弓下方纵隔胸膜，电钩灼开，沿主动脉弓下缘、左膈神经后方和左肺动脉上方组成的区域内进行解剖。注意保护喉返神经、左肺动脉、左膈神经不受损伤。充分游离了左肺动脉上方后，注意将电钩沿淋巴结周缘，切除主动脉弓下及弓旁淋巴结（图5-3）。

　　此后，再以齿镊提起迷走神经前方纵隔胸膜，电钩灼开胸膜暴露后肺门。沿左侧支气管下缘、迷走神经和左侧下肺静脉组成的三角区域内进行解剖。注意保护食管、支气管膜部不受损伤。充分游离了食管前方间隙后，提起淋巴结，注意将电钩沿淋巴结周缘和心包后方间隙解剖，最终沿支气管边缘整块切除隆突下淋巴结和食管旁淋巴结（图5-4）。

　　最后，以齿镊提起下肺静脉下方纵隔胸膜，电钩灼开，沿下肺静脉下缘、食管前方和下肺韧带组成的区域内进行解剖。注意保护食管、下肺静脉、心包不受损伤。充分游离了下肺静脉下方韧带后，注意将电钩沿下肺静脉下缘切除下肺静脉淋巴结（图5-5）。

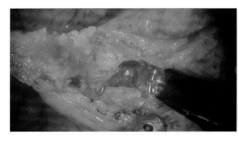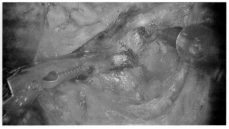

图5-3　主—肺动脉窗区域

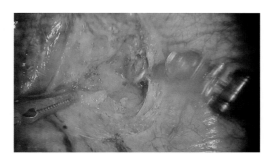

图5-4　隆突下及食管旁区域

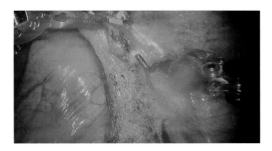

图5-5　下肺静脉旁区域

参考文献

[1]　林皓,黄佳,谭强,等. 机器人辅助胸腔镜左肺下叶切除两例[J].中华腔镜外科杂志
　　　(电子版),2012,5(4):28-31.

[2]　李剑涛,黄佳,林皓,等. 单中心连续333例机器人辅助胸腔镜肺叶切除术治疗Ⅰ期
　　　非小细胞肺癌[J].中国胸心血管外科临床杂志,2017,24(11):825-829.

[3]　Boffa DJ, Allen MS, Grab JD, et al. Data from The Society of Thoracic Surgeons General
　　　Thoracic Surgery database: the surgical management of primary lung tumors[J]. J Thorac
　　　Cardiovasc Surg,2008,135(2):247-254.

[4]　刘星池,许世广,刘博,等. Ⅰ期非小细胞肺癌达芬奇机器人手术的疗效分析[J].中
　　　国肺癌杂志,2018,21(11):849-856.

[5]　Wilson JL, Louie BE, Cerfolio RJ, et al. The prevalence of nodal upstaging during robotic
　　　lung resection in early stage non-small cell lung cancer[J]. Ann Thorac Surg,2014,97(6):
　　　1901-6; discussion 1906-7.

[6]　Toker A, Özyurtkan MO, Demirhan Ö, et al. Lymph Node Dissection in Surgery for Lung
　　　Cancer: Comparison of Open vs. Video-Assisted vs. Robotic-Assisted Approaches[J]. Ann

Thorac Cardiovasc Surg, 2016, 22(5): 284-290.

[7] Watanabe A, Nakazawa J, Miyajima M, et al. Thoracoscopic mediastinal lymph node dissection for lung cancer[J]. Semin Thorac Cardiovasc Surg, 2012, 24(1): 68-73.

编写整理：林皓，陆佩吉
内容审核：成兴华

第六章　肺癌微小病灶的定位方式和选择应用

　　微小病灶肺癌，已然成为现今微创手术的主要对象，此得益于经济改善之后体检普查的早发现。对于周围型微小病灶肺癌，原则上应当首先局部切除明确诊断，继而根据术中冰冻病理描述决定最终切除范围。因此，适宜的定位技术已经成为术中快速寻找病灶并精准切除的关键所在。近年有多种技术应用于肺部微小结节定位，大体可分为术前和术中两类定位方法，本团队探索的CT模拟联合色素定位法，可称之为"术前、术中联合定位方法"，分别介绍如下。

一、术前定位方法

（一）CT引导下经皮肺穿刺金属植入物定位法

　　目前此方法是用于肺部小结节定位的主要方法。用于植入的金属物主要包括Hook-wire（一种带倒刺的钢针）、弹簧圈等，其中CT引导下Hook-wire定位是目前临床上最常见的术前定位肺结节的方法。科潘斯在1980年最早将该技术应用于不可触及的微小乳腺病变的术前定位。直到1993年，沙阿（Shah）才首先将其应用于周围孤立性肺结节的胸腔镜术前定位。该定位方法的优点是定位成功后在术中Hook-wire金属钩可以将结节提到表浅的位置，不仅有利于病灶的切除，而且也有利于病理医生快速找到病灶。有文献报道该方法的并发症中，气胸的发病率为7.5%~48%，定位钢丝脱落移位发生率为4%~22%。临床上另外一种使用金属装置定位的方法是胸部CT引导下经皮穿刺以弹簧圈做定位标记。该方法的一般步骤类似于CT引导下Hook-wire定位，不同的是所用定位装置有所差别。这种方法的优点是CT引导下定位准确，弹簧圈固定可靠，不易脱落，术前CT引导下经皮穿刺弹簧圈定位可降低诊断性开胸或胸腔镜解剖性切除周围型肺小结节的比率。

（二）CT引导下染料定位法

常用于CT定位的染料主要包括亚甲蓝、钡剂、碘油、多聚乳酸等。染料标记法的优势在于，术中无须X线透视辅助，操作便捷，经济成本较低。缺点是，染料标记后，有发生染色弥散或者染色不足的可能，因此导致肺组织大范围染色或者染色不清，无法准确标定靶灶位置。此外，部分患者脏层胸膜增厚或变色，会增加染料识别的困难。文献报道，因胸膜表面染色弥散或者不足引起的定位失败率可高达10%以上。因此，采用染料标记定位，必须严格把握染料注射剂量及位置。另外，单纯染料标记不能指示结节深度，无法精确标记结节纵向位置。为弥补这一缺点，有作者报道联合应用染料标记Hook-wire定位法，以保证术中结节定位成功。

（三）放射对比剂及放射核素定位法

放射对比剂的定位原理类似染料标记法，术前经皮或经支气管路径，在结节邻近肺组织内注入放射对比剂，术中在X线透视辅助下识别结节位置。目前文献报道的放射对比剂包括碘剂、钡剂、水溶性碘氟醇等。放射核素法则是术前注入示踪剂锝99^{m}，术中医生在肺表面移动γ射线探头，探测示踪剂信号，以识别靶病灶位置。放射对比剂与放射核素避免了染料标记染色弥散的问题，但需术中联合胸部X线片或者γ探头辅助，一定程度上增加手术复杂性及辐射暴露。同时，由于肺组织血流丰富，如患者等待手术时间较长，存在核素放射减弱甚至消失，导致术中无法检测到核素信号的问题。

（四）CT三维重建3D立体定位法

随着影像技术的发展，计算机图像导航技术在肺结节诊断中的研究和应用越来越多。通过CT三维重建下的肺结节模型能为肺癌的诊断呈现一个更准确的整体框架。重建后的肺结节不仅可以清晰显示病灶的整体轮廓（球形、椭球形或不规则分叶状），也可以清晰描绘病灶与周边肺血管、细支气管及附近胸膜的关系。计算机图像导航技术的主要优点，在于能够给术者提供在术野中不可见的周围结构之间毗邻关系的精确信息，更精准地定位肿瘤位置，同时利于推进微创手术的进程。

二、术中定位方法

（一）超声定位法

术中超声定位是术中待肺萎陷后，经超声影像确定GGO结节的所在位置，引导胸腔镜楔形切除位置浅表的病灶，其优点是对肺萎陷良好的患者肺结节的定位较准确，而对肺萎陷不良（慢性阻塞性肺疾病、肺气肿）患者的定位效果则较差。

（二）电磁导航引导定位法

电磁导航气管镜（electromagnetic navigation bronchoscope，ENB）（图6-1）是以电磁定位技术为基础，结合虚拟支气管镜与高分辨率螺旋CT的特点，实时引导定位，经支气管镜准确到达肺外周病灶或淋巴结获取标本，其实质是融合了电磁技术与支气管镜技术。有作者报道应用ENB用生物胶在CT引导下注入病灶处形成硬结，或者用5%琼脂混合硫酸钡粉末用于定位。

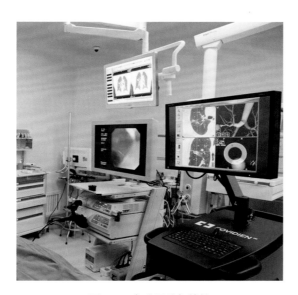

图6-1　电磁导航气管镜

（三）解剖定位法

利用肺结节与胸壁解剖结构相对固定的位置关系，外科医生仔细对照患者术前CT图像，首先大致确定结节所在肺段，待肺膨胀后，在相应肺表面以电刀烧灼作为标记，进一步确定肺组织切除范围。同时，在实际操作中，注意肺组织自然萎陷后形成的标志线，避免钳夹操作对标志线的影响，均有助于肺结节成功定位。依据解剖标志定位具有简单、经济、实用等优点，但是，由于肺组织与胸壁结构并非绝对固定，受患者呼吸及体位影响，肺结节定位并不准确，有较高的定位失败风险，对外科医生的经验要求亦较高。对于特定解剖位置的肺结节，例如肺尖部、背段尖部、舌段等，该法较适合。

（四）3D打印导板辅助定位

目前经皮肺穿刺定位需要在CT实时引导监视下，由外科/影像介入医生根据患者二维CT图像，及时规划穿刺路径，手动掌握穿刺角度。因此，在实际操作中，为实现穿刺针准确命中结节，患者往往需要接受多次CT扫描，辐射暴露风险明显增加。同时，在穿刺过程中，穿刺针的反复调整则明显增加气胸、出血等并发症的发生率。为降低经皮肺穿刺定位对于CT的依赖，简化经皮肺穿刺操作流程，有作者根据患者术前CT信息，利用3D打印技术，设计了一种个性化穿刺定位导板。该导板预先标记穿刺针位置与角度，操作者根据患者体表解剖标志放置导板，然后根据导板标记位置完成术中定位穿刺，只是过程相对繁琐，代价不菲。

（五）其他定位方法

"触觉压力感应定位"的工作原理，是通过特殊探头感受肺表面硬度、密度变化，监视屏以彩图方式实时显示探测结果，医生根据显示屏结果判断结节位置。Barmin等纳入21例距胸膜下超过1 cm、直径为7~18 mm的肺结节，结果显示触觉压力感应定位成功率为81%。该法优势在于无创，术中操作简便，但是不适合直径<10 mm或邻近段支气管的结节，目前临床应用较少。Okusanya等利用近红外线显色原理，于术前24 h静脉注射吲哚青绿，术中在近红外线下，病变组织呈现高强度染色信号，以显示可疑病灶。该法主要用于显示病变侵犯范围以及胸膜隐匿病灶，对于肺组织深部结节，则定位效果欠佳。另外，在临床上也有尝试通过CT监视，在结节附近肺组织经皮注射硬化剂，使原来无法触知的病灶变得容易触诊，以实现肺结节定位。目前经皮肺穿刺定位基本需要CT引导下完成，少数有条件的医疗中心，通过配备杂交手术室，在手术室内完成经皮肺穿刺定位，可避免患者等待过程中的风险。

三、术前术中联合定位方法

在既往已有的肺部结节定位方法基础上，本团队近年来探索研究了一种新的定位技术，即放射模拟CT联合亚甲蓝注射定位法，并对该方法的定位效率及其安全性进行了观察和评估。2012年2月—2013年2月，选择68例病灶最大直径<20 mm、位于肺野外带、判断术中肺表面不能看到病灶、能够行肺楔形切除手术的患者进行了研究。排除标准：①病灶最大直径>20 mm，术中病灶较易定位者；②病灶位于肺野中、内带，不宜行楔形切除手术者；③病灶紧贴脏层胸膜、胸膜凹陷明显，估计术中较易窥及病灶者；④术前根据胸部CT估计穿刺时会有肩胛骨或其他骨质结构遮挡，无法注射亚甲蓝者；⑤病灶离心脏、大血管、膈肌和神经组织较近，穿刺可能发生损伤，风险较大者。患者均因体检CT扫描时发现肺部病灶而就诊，其中男性27例，女性48例，年龄29~81岁，平均年龄（55.15±10.96）岁。病灶直径4~17 mm，平均（10.39±3.52）mm。病灶与壁层胸膜的平均距离为（9.44±4.93）mm。其中，右肺上叶病灶20枚，右肺中叶17枚，右肺下叶15枚；左肺上叶14枚，左肺下叶14枚。患者于术前一天进行CT模拟机定位。定位程序分别为图像采集、图像传输及模拟穿刺、穿刺点标定和手术室注射亚甲蓝标记。

（一）图像采集

研究者于术前一天陪护患者至放射科CT室，在CT扫描机下行胸部薄层扫描（层厚2 mm）。患者体位原则上要求使其感到舒适、易于保持、方便重复。根据扫描前已有的CT资料，对可能的穿刺方向做出预判断，并据此调整好患者的体位。体位分为两种：①仰卧位：患者仰卧于检查床，双手掌心向上，右手重叠于左手之下合拢，抱头于枕部（图6-2A）。此体位适合于拟从胸前或腋区穿刺注射亚甲蓝者，且在患者麻醉后最易被动重复；②俯卧位：患者俯卧于检查床，两臂自然下垂，手指并拢贴于腿侧（图6-2B）。此体位适合于拟从背部穿刺注射亚甲蓝者。患者摆好体位后，打开CT机定位激光，研究者用水性笔在患者胸部标记定位激光线，并在十字交叉点贴敷金属标记点以确定原始定位坐标系。开始CT扫描时嘱患者深吸气后屏气，以减少呼吸动度对病灶扫描图像的影响。

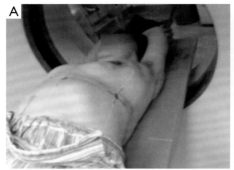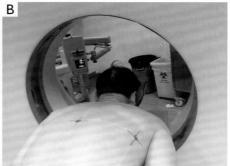

图6-2　患者行胸部CT扫描姿势
（A）仰卧位；（B）俯卧位。

（二）图像传输及模拟穿刺

将放射科CT室采集的患者扫描图像传输到我院放射治疗科，在放射治疗计划系统制订穿刺计划。该系统原本用于胸部肿瘤的放射治疗计划的制订，借用该系统的功能模拟穿刺定位的诸元素记录模拟穿刺的数据。系统软件根据CT图像，可给出放射治疗射线投射向病灶中心的方向和深度，并可精确测定射线从皮肤到病灶的距离，包括病灶边缘与脏层胸膜的距离。本团队设想以射线模拟为穿刺针，那么射线在皮肤的投射点即为穿刺点，射线方向即为进针角度，皮肤投射点至病灶的距离即为进针深度。在治疗计划系统的图像模拟设计中，可提供不同皮肤入射点的相应入射角度和深度数据。因而可以选择合适的皮肤进针点，以避开肋骨和血管神经组织。进针角度宜选择水平或垂直位，以免在实际穿刺时难以控制进针角度，减少定位误差（图6-3）。

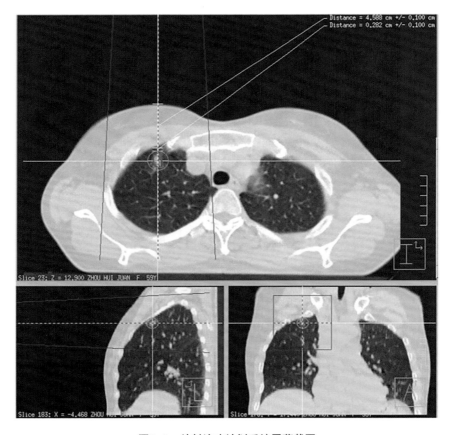

图6-3 放射治疗计划系统屏幕截图

（三）穿刺点标定

得到模拟穿刺数据后，患者在模拟定位机上重复CT扫描时的体位，使模拟机上的控制激光线与患者图像采集时标记的3条十字交叉线重合，以保证此刻体位与图像采集时一致（图6-4）。在放射治疗计划系统图像模拟穿刺数据的引导下，通过计算机控制机架和治疗床的运动，定位激光照射患者胸部皮肤的光斑即为穿刺进针点，以记号笔标记米字（图6-5）。

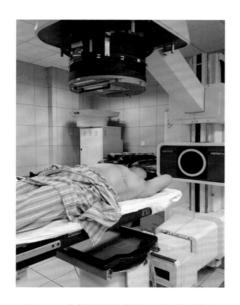

图6-4　在模拟机上复原CT扫描时体位

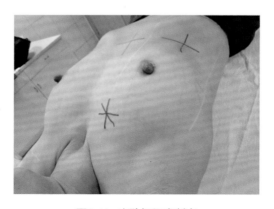

图6-5　皮肤标记穿刺点

（四）手术室注射亚甲蓝标记

患者全身麻醉后，人工控制患者体位，保持与术前CT图像采集时一致。消毒记号笔标记的穿刺点皮肤，根据治疗计划系统提供的进针角度和深度数据，在皮肤标记点进针，用穿刺针（规格：20 G×150 mm）穿刺至病灶中心深度时注射亚甲蓝0.3 mL（亚甲蓝20 mg/支），逐步退针距脏层胸膜10 mm时再注射亚甲蓝0.2 mL。注射期间以呼吸机控制患者呼吸在深吸气时屏气状态，每次注射前回抽注射器无回血以避免注入血管（图6-6）。

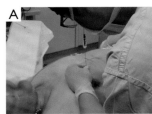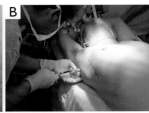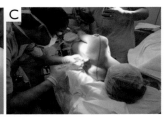

图6-6 患者麻醉后，被动放置模拟体位，向病灶注射亚甲蓝

（A）患者仰卧位垂直注射；（B）患者仰卧位水平注射；（C）患者侧卧位水平注射。

（五）术中注意事项

注射亚甲蓝结束后，医生应即刻摆好患者手术体位，消毒剖胸，使用胸腔镜探查肺表面亚甲蓝染色位置，窥及染色斑者，以手指在染色斑附近触摸查找病灶并楔形切除，切除范围以病灶为中心，包括染色斑在内，切缘距病灶边缘超过3 cm。取出标本，触摸病灶，以手术刀将病灶对称剖开，标本旁置一次性无菌注射器5 mL作为长度标尺，并记录数据，送检标本。如术中病理为原发性肺癌，继续行病灶所在肺叶切除及系统性淋巴结清扫术，良性病变病例则结束手术。部分病例病灶的CT影像、胸腔镜下所见及楔形切除标本剖检照片见图6-7、图6-8。

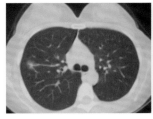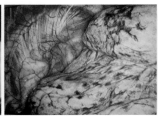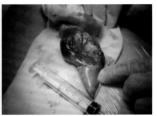

图6-7 右肺上叶病灶CT影像、胸腔镜下所见及楔形切除标本剖检

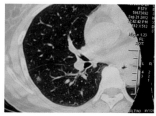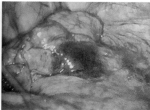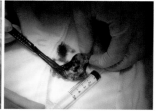

图6-8　右肺下叶病灶CT影像、胸腔镜下所见及楔形切除标本剖检

　　本组80例患者定位成功75例，穿刺成功率为93.75%。无定位操作相关并发症。定位患者的病变部位、定位时间、定位边距和病理类型等数据详见表6-1。52例肺癌患者在胸腔镜下行肺叶切除并系统性淋巴结清扫，术后病理均为T1aN0M0。28例良性病变患者均行楔形切除术。所有患者术后恢复顺利，无并发症，如期出院。

表6-1　定位成功病例相关定位数据及其病理类型

病变部位（枚）	定位时间（min）		定位边距（cm）	病理类型
	术中	术前		
右肺				
上叶前段（12）	22.42±4.76	18.67±2.42	4.25±2.60	腺癌（8），结核（2），AAH（1），错构瘤（1）
上叶后段（7）	24.57±6.85	18.00±4.20	4.14±2.19	腺癌（5），AAH（1），错构瘤（1）
中叶内侧段（5）	23.40±4.04	17.60±2.70	4.00±1.22	腺癌（3），AAH（1），肺内淋巴结（1）
中叶外侧段（12）	24.08±5.16	17.42±2.07	3.50±3.06	腺癌（6），AAH（2），转移瘤（1），肺内淋巴结（3）
下叶背段（3）	21.00±5.29	13.33±1.53	10.00±2.65	腺癌（2），AAH（1）
下叶基底段（10）	18.20±1.40	14.90±1.66	7.40±3.41	腺癌（7），结节病（1），肺内淋巴结（2）
左肺				
上叶尖后段（2）	27.00±1.41	22.00±1.41	6.00±0.00	腺癌（1），错构瘤（1）
上叶前段（9）	22.00±5.92	20.00±3.12	4.00±2.78	腺癌（6），AAH（1），结核（1），错构瘤（1）
上叶舌段（3）	19.00±2.00	23.33±2.08	4.33±0.58	腺癌（2），AAH（1）
下叶背段（1）	19.00±0.00	19.00±0.00	5.00±0.00	真菌性肉芽肿（1）
下叶基底段（11）	21.00±4.77	17.45±2.34	6.09±3.53	腺癌（7），肺内淋巴结（3），真菌性肉芽肿（1）

术前定位时间的定义：从患者开始CT扫描至皮肤标定结束的时间；术中定位时间：自亚甲蓝注射结束至胸腔镜入胸的时间；定位边距的定义：亚甲蓝色斑边缘与病灶边缘的最小距离。

四、定位方法在GGO中的选择应用

肺磨玻璃影（ground glass opacity，GGO）以其独特的CT表现及其与肺部恶性病变的联系而迅速成为时下的研究热点。目前，手术切除是具有恶性倾向GGO结节的治疗方法，在完整切除病灶组织的基础上越少切除正常肺组织对患者术后的快速康复越有利。从最初的开胸手术到胸腔镜手术再到机器人辅助下微创手术，对患者术后的快速康复有明显效果；从最初的全肺切除术到亚肺叶切除术，对保留患者的肺功能，特别是对保护有伴发其他肺部疾病患者的肺功能有十分重要的作用。对于年龄>65岁、长期吸烟、伴有慢性肺部疾病的患者，手术越微创越有利。GGO结节的精确定位对手术至关重要，当然手术方式的选择是根据手术中快速病理结果来确定的，对于良性病变、不典型腺瘤样增生、原位癌等类型病变，可以采取肺楔形切除术或者肺段切除术，而对于浸润性癌则需要行肺癌根治术。每种定位方法均有其优缺点，常见的肺穿刺活检是微创诊断方法，目前国内应用其来进行GGO结节定位的报道不多，对直径<5 mm的纯GGO结节因其阴性率较高，不建议行肺穿刺活检；亚甲蓝等染料定位虽显而易见，但是受时间限制较大，染料容易扩散，定位后需要尽早手术，应尽可能缩短定位与手术的时间间隔，间隔时间越短术中直视下显像才越清晰；Hook-wire与弹簧圈都是借助金属材料植入来实现定位的，各有利弊；术中超声定位需要肺良好的萎陷才能较好地定位，过多的气体残留会影响定位的准确率；术前EBUS主要适用于明确肺癌的淋巴结转移，对GGO结节定位的应用报道较少；ENB技术操作要求较高，目前应用有待普及；计算机图像导航技术目前临床应用也未普及，该技术需要配合虚拟现实来为手术者再现局部解剖层次，预计不久也将会广泛应用至临床；报道中未详细叙述的核素定位对结节良恶性判断有一定指导意义，但是费用较高，而且阴性率较高。GGO结节的精确定位，不仅可以为手术提供便利，还可以明显减少住院时间和住院费用。在临床实际工作中，GGO定位是复杂的过程，除了受肺结节自身特征影响外，定位者的因素影响也较大。不同文献中对需要定位的结节的特征描述各异，不同的操作者定位的结果也各异。目前认为临床上不仅要规范GGO结节定位的指征，同时也要规范定位的操作，这对患者的手术治疗是十分重要的。期待将来会有更多的循证医学证据，使GGO结节的诊治更加规范化，并充分考虑不同患者的需求，针对其自身情况制订具体的诊疗方案，实现个体化医疗和精准医疗。

参考文献

[1]　邱宁雷,张治,庄一平,等.肺部小结节胸腔镜术前CT引导下硬化剂定位的临床应用价值[J].中华胸心血管外科杂志,2012,28(7):398-400.

[2]　姜庆军,肖湘生,刘士远.CT引导下肺部微小病变术前定位的动物实验研究[J].当代医学,2009,15(8):21-24.

[3]　Zhang L,Li M,Li Z,et al. Three-dimensional printing of navigational template in localization of pulmonary nodule:A pilot study[J]. J Thorac Cardiovasc Surg,2017,154(6):2113-2119.e7.

[4]　Barmin V,Sadovnichy V,Sokolov M,et al. An original device for intraoperative detection of small indeterminate nodules+[J]. Eur J Cardiothorac Surg,2014,46(6):1027-1031.

[5]　Okusanya OT,Holt D,Heitjan D,et al. Intraoperative near-infrared imaging can identify pulmonary nodules[J]. Ann Thorac Surg,2014,98(4):1223-1230.

[6]　Mao F,Zhang L,Gu H,et al. Localizating and Extracting Small Peripheral Nodules of Lung with Simulating Radiotherapy Combining Methylene Blue Staining[J]. Zhongguo Fei Ai Za Zhi,2016,19(9):577-583.

编写整理：张辉，申屠阳

内容审核：成兴华

第七章　肺癌微创手术的快速康复

　　快速康复是以生理病理学为基础的技术革新，是采用有循证医学证据的围术期一系列优化措施，目的在于减少手术患者生理及心理的创伤应激，达到快速康复、降低并发症发生率、缩短住院日、降低医疗费用。核心原则是：减少创伤和应激。快速康复需要外科医生、护士、麻醉医生、理疗师、营养师的协调配合，贯穿于术前、术中及术后的整个围手术期，内容包括评估、运动训练、教育、营养干预和社会心理支持等措施。

一、术前阶段

术前评估与咨询

　　越来越多的证据表明，术前患者临床状态的优化能够减轻手术相关的生理和心理压力，促进功能的恢复。需要强调的是，所有的干预措施应该是建立在循证医学证据基础上的。

　　准确的术前评估时机应该在最初诊断后不久开始，并且应该包括详细的患者病史和临床评估，血液检查包括基本代谢指标和完整的血细胞计数，以及肺门的测量，肺和心功能。必须在手术前充分确定患者的危险因素，以便为可能的术前干预措施提供依据，在患者术前管理中，还包括物理治疗和咨询。具体内容如下：

　　（1）患者应接受关于围手术期的一些介绍信息，可以是口述的也可以是书面的，形式也可以是多样的，如网页、视频等。给患者或家属一份快速康复手册，描述他们在围手术期间每天可能发生的事情。手册里还留有空白的地方让他们写下他们的意见，自我评估和担忧。

　　（2）介绍快速康复的理念及方法。

　　（3）应确保患者和家属意识到自我管理的重要性，参与医疗过程，以便获得更快的康复和预防术后并发症。

（4）有关外科手术的信息。

（5）胸腔引流管的功能和管理。

（6）关于麻醉和术后疼痛的信息及可能采用的处理方法。

（7）出院标准说明。出院建议，涉及伤口处理、疼痛控制、物理治疗、驾驶和飞行。患者和护理人员经常会问一些问题，比如手术后需要什么样的护理，以及在家里是否需要额外的帮助。

通过上述内容让患者为接受手术做好心理和生理上的准备，让患者在身体处于最佳状态时进行手术。

二、术前准备

术前准备是指增强患者的术前状态，目的是增强术前的功能（运动）能力，从而减少术后并发症，加速术后恢复。手术前，必须通过咨询或其他行动对下列项目进行测试、评估和优化，如吸烟（吸烟者建议其戒烟）、酒精（饮酒者建议其戒酒）、高血糖（应将血糖控制在合理水平）、贫血（如有贫血应给予铁疗法，促红细胞生成素等）、活动性呼吸困难等。

（一）并发症的预防

目前的文献资料显示，合并症的存在增加了术后并发症的风险，术前对合并症的干预能够降低术后并发症的发生率。然而，在诊断和手术治疗之间的有限时间间隔内（通常为几周），只有一些合并症可以得到干预。大多数术前阶段的临床安排都应针对此类疾病的治疗。与围手术期风险增加相关的主要病理状况包括：贫血、营养不良、慢性阻塞性肺疾病（COPD）和主动吸烟。本章将讨论这些条件及其具体管理。其他常见的合并症，如糖尿病和高血压，可能只需要调整治疗方案，但不能在手术前实质性改变病情。在估计手术风险时，必须确定和考虑显著增加手术风险的其他共病，如肥胖和酗酒，尽管在手术前短期内无法有效治疗。

1. 贫血

贫血的存在会增加各种手术的术后并发症、增加病死率。因此，必须在择期手术前评估和治疗贫血患者。输血是改善贫血手术患者血红蛋白水平的最常用方法。但是，它具有更高的并发症发生风险，包括急性输血反应、免疫抑制，可能导致长期住院治疗的术后感染。因此，手术前输血通常仅用于严重贫血（血红蛋白浓度<8 g/dL）的患者。治疗轻度贫血的主要方法是补铁和促红细胞生成素，可以显著降低并发症发生率，并且可以减少术中、术后输血的概

率。综上所述，建议对所有血红蛋白水平<10 g/dL的患者进行铁补充或促红细胞生成素治疗，治疗贫血。

2. 营养不良

营养不良是肺部手术，特别是肺癌手术患者的另一种常见并发症。一些研究发现，20%以上的可手术肺癌患者术前存在严重的营养不良状况。营养不良的存在可能出现许多术后问题，包括伤口愈合受损，免疫功能障碍和肌肉萎缩以及呼吸疲劳。这些并发症常常会导致患者康复延迟和住院时间延长。法国的多中心研究评估了营养不良对近20 000名接受肺切除术的患者术后结果的影响。术前体重指数（body mass index，BMI）<18.5 kg/m^{2}的患者手术死亡率，手术并发症发生率，呼吸系统并发症发生率和感染并发症发生率均显著增加。因此，建议所有接受肺部手术，特别是肺部肿瘤手术的患者进行营养不良的术前筛查。所有患有严重术前营养风险的患者进行大手术前至少2周给予营养支持。严重营养风险定义为存在以下至少3种情况：过去6个月内体重减轻10%~15%，BMI<18.5 kg/m^2，主观综合评估等级C和血清白蛋白水平<30 g/L，不伴有肝功能或肾功能不全。

肺部手术营养支持的措施，目前尚无理想的方案。一项前瞻性随机试验中，BMI正常的接受肺叶切除的患者，术前联合应用α-酮戊二酸和5-羟甲基糠醛不仅可以提高运动能力和减少氧化应激，而且可以显著减少重症监护病房的住院时间和术后住院时间。另一项近期前瞻性随机研究分析了非小细胞肺癌（NSCLC）切除术后的结果，比较了31例术前接受富含蛋白质营养支持（精氨酸、ω-3-脂肪酸和核苷酸）10天的患者和27例接受非小细胞肺癌切除术的正常饮食的患者。对于接受术前营养的患者，并发症发生率（19% vs 44%）和平均拔管时间（4 d vs 6 d）均显示出显著优势。

3. 慢性阻塞性肺疾病（COPD）

慢性阻塞性肺疾病（COPD）常伴发在肺部手术患者身上，并且与较高的肺部并发症风险有关。大量文献资料表明，术前药物治疗对改善呼吸功能和降低肺部并发症的风险是有效的。前瞻性研究的证据表明，慢性阻塞性肺疾病患者在术前应用长效支气管扩张药治疗后，可显著改善整体肺功能。在既往未经治疗的慢性阻塞性肺疾病患者中，术前在长效支气管扩张药加入吸入性类固醇治疗比单纯使用长效支气管扩张药，更能改善肺功能和减少术后肺部并发症发生。术前联合呼吸物理治疗也能显著改善功能，使先前被认为不适合肺切除术的患者可以接受手术。

4. 吸烟

　　主动吸烟是肺部手术患者围手术期的另一个常见危险因素，它会增加肺癌大手术后的并发症发生率和死亡率。而戒烟可降低围手术期的发病率和死亡率。在一项来自美国胸外科学会数据库的研究中显示，吸烟者肺切除术后主要肺部并发症的患病率为6.2%，非吸烟者为2.5%。需要明确的是：手术前应始终鼓励患者戒烟，但不应因此而推迟手术。

（二）术前锻炼方法

　　传统上，耐力训练一直是在康复过程中获得变化和提高运动阻力的首选训练方法，表现为由于血管扩张、较高的心排血量和改善有氧运动能力。耐力训练需要在每天60~120分钟的训练中进行中等强度的锻炼，并安排在6~12周的长时间内完成。这种方法的局限性是时间相对太长，对等待肺手术的患者来说是不合适的。现在提出一种新的锻炼方式：高强度间歇训练，每次训练几分钟，每次重复4~6次，每周进行3次，持续2~6周。高强度间歇训练作为一种有效提高有氧运动成绩的训练方法，长期以来一直被非医学目的所采用。随机对照研究证实高强度间歇训练在短时间内与耐力训练有相似的有益效果，这种运动训练方法是一种不耽误手术的最佳选择，可以用于可切除肺癌的COPD患者，不仅可改善患者的呼吸功能和心肺运动检测结果，而且可降低术后并发症的发生率。但是，入组的例数不多，还需要大样本的临床研究。还需要注意的是：需要根据每个患者的身体条件，制订个性化的训练方案，以达到接近最大摄氧量的目标，以免发生心肺不良事件。

（三）术前住院时间

　　长期住院对患者的心理有负面影响，对免疫防御也有潜在的不利影响。因此推荐手术当天入院或手术前一天晚上入院，有助于减少患者的焦虑，减少对术后产生不利的影响，而且降低围手术期的成本。

（四）术前禁食

　　术前长期禁食会导致代谢和心理应激，不利于围手术期的恢复。过去一般建议从肺手术前的午夜开始禁食，现在仍在许多胸外科单位使用，目的是降低全身麻醉期间和手术后误吸的风险。目前有大量证据表明术前禁食时间缩短与围手术期并发症发生率增加无关。欧洲麻醉学会的指南建议，所有接受肺癌手术的患者，如果没有特定的吸入危险因素，应鼓励他们在选择手术前2小时进食无渣的液体（水、无果肉果汁、碳酸饮料、富含碳水化合物的营养饮料、清茶等，不含牛奶）。在择期手术前6小时内不应禁止食用固体食物。一些前瞻性随机试验表明，术前口服碳水化合物在择期手术前2小时内是有益和安全的。

（五）皮肤准备

首先包括淋浴（用普通肥皂），仅在必要时脱毛（在手术室剪毛发，不要提前进行，在手术开始前进行），脱毛会增加皮肤和切口的感染。

（六）其他

避免术前机械性肠道准备（排便时间超过3天的患者除外）；避免术前不必要的治疗。

三、术中阶段

（一）人文关怀

如果患者可以活动的话，让患者步行到手术室，最好由医务人员陪同，并给予安慰及支持。

（二）预防性使用抗生素

为了降低肺切除术患者感染性并发症的发生率，围手术期必须采取适当的抗生素预防措施。在肺切除术中，来自皮肤和呼吸道的细菌是最常见的感染原因。金黄色葡萄球菌是最常见的病原体。导致术后肺部感染的其他常见细菌包括金黄色葡萄球菌、凝固酶阴性葡萄球菌、肺炎链球菌和革兰阴性杆菌。要根据病原菌的类型预防使用抗生素。目前的指南建议在手术切口前60 min或更短时间内使用抗生素，理想情况则是手术前30 min或更短时间内使用。

术前气道内病原体定植是胸部手术后肺部感染发生的重要危险因素。因此，支气管分泌物丰富的患者，尤其是COPD患者，应特别小心处理。后一种情况可能需要多种抗生素治疗。

（三）疼痛护理

胸段硬膜外镇痛，椎旁阻滞等多种镇痛策略，根据麻醉医生的指导原则进行。

（四）保暖

主动加温（使用空气毯和静脉输液加温器）以防止术中低温。低温已被证明会损害药物代谢，对凝血产生不利影响，增加出血，心脏病发病率和伤口感染。术后颤抖也会增加耗氧量，并可能加重疼痛。

（五）平衡静脉输液

手术时间在3小时内，术中输入晶体500~1 000 mL，手术时间>3小时，输入晶体1 500 mL，胶体500~1 000 mL。

（六）术中注意事项

开放手术采用保留不切断背阔肌的切口（muscle-sparing切口）。传统的后外侧切口，切开更多的胸壁组织，造成广泛的胸壁损伤，术后疼痛更明显。术后疼痛导致术后并发症的发生率很高，而且住院时间长，费用高。很多术后并发症源于与疼痛相关的通气不足和无效咳嗽。

（七）采用胸腔镜手术（VATS）及单孔手术

VATS已经成为治疗早期肺癌的金标准。所以早期肺癌建议采用胸腔镜辅助下的微创手术。同时建议减少手术打孔的数量。有文献报道单孔在住院时间，胸管引流时间，术后并发症，术后疼痛，迟发疼痛及感觉异常等方面指标均优于多孔手术。Harris等最近的荟萃分析比较8项观察研究中$n=627$例多孔和$n=1 223$例单孔胸腔镜肺叶切除术治疗肺癌的结果；结果显示，在住院时间[（6.2±2.6）vs（6.7±3.4）d，$P<0.0001$]、胸腔引流时间[（4.5±2.2）vs（5.4±2.9）d，$P=0.0006$]和术后并发症（12.0% vs 13.7%，$P=0.009$）单孔优于多孔，有统计学意义；术后疼痛单孔手术相对多孔手术有所减轻，但无统计学意义。Tamura等最近进行了一项研究结果证明单孔技术可以减少在围手术期术后疼痛并提高生活质量。

（八）胸腔引流管数

除了预测术后或双肺叶切除术后会出现明显漏气时，可以考虑放置两根引流管外，一般情况下，放置一根引流管就可。这样可以减少引流管相关疼痛，让患者更早地下床活动，促进患者快速康复。

（九）预防血栓

大多数接受肺部手术的患者至少应被认为是对术后静脉血栓栓塞（venous thromboembolism，VTE）有中度风险。在一项包括706名胸外科患者的研究中发现，7%未接受预防性治疗的患者发生肺栓塞，但接受机械预防的患者没有肺栓塞发作。目前，一般的静脉血栓栓塞预防指南被推荐用于非高出血风险的患者，而VATS肺叶切除术是一种非高出血风险的手术，因此一般的静脉血栓栓塞预防措施应该用于VATS肺叶切除的患者。根据美国胸科医师学会（American College of Chest Physicians，ACCP）的指导方针，对于低VTE风险的患者，应该进行一般预防或物理预防（抗栓塞长袜、间歇气压加压装置或足脉冲装置）。中等VTE风险（Caprini评分3~4）的患者应接受低分子肝素（LMWH）药物预防7~10天或直到出院。高VTE风险（Caprini评分≥5）的患者应使用低分子肝素联合机械预防（抗栓塞长袜或间歇气压加压装置）进行7~10天或直到出院。

四、术后阶段

（一）术后输液

在最初的24小时内给药500 mL晶体，然后停止。随着术后开始口服饮食和镇痛，术后12~24小时静脉输液很少需要。实际上，除非特殊情况，静脉输液应该在手术后24小时内终止。

（二）疼痛护理

48小时后取出硬膜外等局麻导管；然后口服止痛药。

（三）管道护理

建议在24小时内拔除导尿管。

（四）避免或尽快或移除患者监护设备

如动脉导管、心电图电极、测量血压的手镯、之前皮肤针穿刺处的补丁、其他监护线、氧气面罩（如果真的需要，用鼻导管代替）等。这可以方便患者的早期活动。

（五）促进肠功能的早期恢复

早下床活动，可以采用润肠通便的药物。围手术期使用口香糖（或在无牙患者中使用替代品）可以减少肠梗阻的发生并缩短住院时间。

（六）在24小时内进行活动

移动和频繁的位置变化（先在床上活动，然后下床活动）是术后恢复计划的核心部分，因为它们优化了通气和清除了呼吸道分泌物。在术后4~6小时后坐在椅子上，8~12小时开始步行，或者在任何身体允许的情况下尽快步行。

（七）术后的呼吸管理

有效的呼吸管理可以改善术后呼吸困难，提高术后的生活质量，具有重要的社会心理益处。如深呼吸练习可以增加肺活量，如果能利用呼吸功能训练设备进行练习效果更好，其他方法还包括：咳嗽、体位引流、拍背、机械振动等。

（八）术后恶心呕吐的处理

采用多模式预防和治疗术后恶心呕吐，包括非药理学（术前避免摄入碳水化合物饮料，避免晶体超载）和药理学（避免服用阿片类药物、类固醇和常规术后昂丹司琼）方法。

（九）术后引流管的管理

术后引流管的管理对缩短引流时间，提高护理质量、缩短住院时间、降低成本至关重要。

（1）胸腔引流管是否需要负压吸引及持续时间目前仍有争议。一个观点认为：应用于胸导管的负压吸引会增加肺漏气时间；另一个观点是：应用于胸腔引流管的负压吸引可以减少残腔，促进胸膜伤口的愈合，减少漏气时间。综合两者的观点可以采用术后24小时内负压吸引，之后常规引流。

（2）引流量的拔管标准。根据传统的标准，拔管的标准是24小时引流量<100 mL，这个标准是非常保守的。有研究表明拔管的标准可以扩大至24小时引流量<400~450 mL。更多的观点认为每天引流量<300 mL是比较合适的。这个观点存在明显的不足，没有考虑体重的因素，100 kg的患者和50 kg的患者用同一个标准是不合适的，所以应该以cm^3/kg为单位，拔管的标准为每天引流量在3~5 cm^3/kg。

（3）漏气量。传统的做法是在漏气结束后12~24小时后拔管，通过水封瓶观察是否漏气是不准确的，查房时嘱患者咳嗽时瞬间观察不漏气就可以拔管，并不可靠。建议采用数字化的胸腔引流系统，它可以客观地测量胸腔的漏气量和胸内压力，实时显示每分钟的漏气量，并对漏气量和胸内压力的数字化数据进行回顾性分析。它允许在持续的（小的）空气泄漏的情况下安全地拔除引流管。有了数字监测的引流系统，如果6小时内持续漏气低于20 mL/min，就可以拔管。

肺部手术快速康复的措施清单见附表7-1。

附表7-1　肺部手术快速康复的措施

术前阶段

　①术前访视与评估

　②患者教育与介绍解释ERAS概念

　③戒烟

　④术前康复训练

　⑤手术当天入院

　⑥治疗合并症

　⑦缩短禁食时间

手术阶段

　①预防性使用抗生素

　②硬膜外、椎旁局部麻醉

　③避免晶体过载

　④术中保暖

　⑤静脉血栓的预防

　⑥使用微创技术

术后阶段

　①避免术后静脉输液

　②避免阿片类镇痛药

　③早期进食

　④针对术后恶心、呕吐的治疗

　⑤24小时内活动

　⑥尽早去除引流管及各种置入管道

　⑦出院后的随访及康复指导

参考文献

[1]　Batchelor TJP, Rasburn NJ, Abdelnour-Berchtold E, et al. Guidelines for enhanced recovery after lung surgery: recommendations of the Enhanced Recovery After Surgery (ERAS®) Society and the European Society of Thoracic Surgeons (ESTS)[J]. Eur J Cardiothorac Surg, 2019, 55(1): 91-115.

[2]　Rogers LJ, Bleetman D, Messenger DE, et al. The impact of enhanced recovery after surgery (ERAS) protocol compliance on morbidity from resection for primary lung cancer[J]. J Thorac Cardiovasc Surg, 2018, 155(4): 1843-1852.

[3] Navarro R, Benavidez R. Nowadays open-chest surgery in the era of fast-track management[J]. J Vis Surg, 2017, 3: 1.

[4] Ardò NP, Loizzi D, Panariti S, et al. Enhanced recovery pathways in thoracic surgery from Italian VATS group: nursing care program[J]. J Thorac Dis, 2018, 10(Suppl 4): S529-S534.

[5] Gonfiotti A, Viggiano D, Voltolini L, et al. Enhanced recovery after surgery and video-assisted thoracic surgery lobectomy: the Italian VATS Group surgical protocol[J]. J Thorac Dis, 2018, 10(Suppl 4): S564-S570.

[6] Sanchez-Lorente D, Navarro-Ripoll R, Guzman R, et al. Prehabilitation in thoracic surgery[J]. J Thorac Dis, 2018, 10(Suppl 22): S2593-S2600.

[7] American Society of Anesthesiologists Committee. Practice guidelines for preoperative fasting and the use of pharmacologic agents to reduce the risk of pulmonary aspiration: application to healthy patients undergoing elective procedures: an updated report by the American Society of Anesthesiologists Committee on Standards and Practice Parameters[J]. Anesthesiology, 2011, 114(3): 495-511.

[8] Smith I, Kranke P, Murat I, et al. Perioperative fasting in adults and children: guidelines from the European Society of Anaesthesiology[J]. Eur J Anaesthesiol, 2011, 28(8): 556-569.

编写整理：杨运海，陈天翔
内容审核：黄佳

第八章　肺癌微创手术相关并发症的处理原则

一、手术中血管的损伤

（一）肺动脉损伤

1. 肺动脉常见的损伤原因

（1）血管与周围组织紧密粘连：肿瘤外侵或转移性淋巴结外侵造成临近血管受累；放化疗等术前辅助治疗或阻塞性肺炎，既往胸腔感染、外伤等因素，可造成血管周围组织反复炎症、瘢痕、增厚，血管鞘膜间隙不清；长期吸入烟尘造成淋巴结肿大，与临近血管紧密粘连，难以分离。

（2）血管壁组织脆弱：反复炎症累及血管壁，动脉粥样硬化或年老体弱者，均应提防肺动脉壁脆弱易伤。

（3）血管解剖变异：隐藏在视野外的血管解剖变异，例如肺静脉未处理前的右肺上叶后升支动脉、左肺上叶纵隔型舌段动脉，若未预料到变异存在，极易在分离肺静脉时损伤。

（4）操作技术应用不当：这是血管损伤的重要因素。清晰的视野、合适的器械、合理的操作角度缺一不可。切忌动作粗暴、盲目自信，尤其当操作视野不佳、不能够确定血管走行方向时，切勿轻易使用能量平台器械误伤周围组织。

2. 处理要点

（1）判断出血部位：一旦发生肺动脉损伤出血，术者必须保持镇静，迅速判断出血部位，切忌用器械盲目钳夹，以免扩大损伤范围。

（2）控制出血：立即评估出血速度和血管损伤程度。选择合适的器械控制出血：①吸引器侧壁压迫；②海绵钳小纺纱压迫；③牵拉肺组织压迫。可根据实际情况，采取就近原则，不拘泥于具体的器械，目的是阻止继续出血，同时尽可能地预留操作空间和视野。肺动脉的轻微牵拉损伤或微小破损常在压迫数分钟后自行止血。较大的损伤需要进一步处理。机器人辅助胸腔镜手术一旦出现出血，由于主刀不在手术台边，需要富有经验的助手密切配合。可根据就近原则先以肺压迫出血点控制出血，再换用小方纱控制。如果出血无法控制，应毫不犹豫地中转开胸，避免错过抢救时机。

（3）清理手术空间：第一次控制出血后争取到足够的时间调整腔镜视野，吸净手术区的血液，移除不必要的器械，挑选或更换合适的手术器械，必要时尽可能游离出血点周围组织结构，进一步暴露肺动脉的走向和周围结构，为修补破损部位创造更好的条件。

（4）暴露出血部位：若控制出血时无法明确地暴露出血点，则无法进一步精确止血，影响后续操作。此时应准备无损伤血管钳等器械，钳夹动脉破口或动脉近端，尝试充分暴露出血部位。

（5）肺动脉阻断：控制出血勿反复尝试，肺动脉管壁相对较厚、弹性相对较差，器械压迫或钳夹不当时，血管破口可能因剪切力作用逐渐撕裂增大。如出血量较大，局部压迫无法完全控制，或控制后无法充分暴露破口进行修补时，应考虑游离肺动脉近心端甚至打开心包在肺动脉干暂时阻断血流，帮助控制出血。

（6）血管成形：充分暴露破损部位后，可使用4/5-0不可吸收缝线连续缝合，成形血管，修补破口。

（7）中转开胸：出血无法控制或控制出血后无法暴露完成缝合修补，均应考虑紧急中转开胸手术。

（二）肺静脉损伤

1.肺静脉常见的损伤原因

（1）血管与周围组织紧密粘连：肿瘤外侵或炎症等因素造成血管与周围组织难以分离。

（2）血管解剖变异：例如，右肺中叶静脉与上叶静脉共干，上下肺静脉共干等情况，在离断肺静脉前应仔细确认各支静脉来源，切勿盲目大意，错断肺静脉常造成难以挽回的后果。

（3）操作技术应用不当：切忌动作粗暴，由于肺静脉壁薄，操作时应认真仔细，切勿将肺静脉壁误认为是结缔组织进行切割。

2.处理要点

（1）判断出血部位：静脉的出血部位对后续的处理方式影响重大，常见分离过程中肺静脉后方破损出血，术者必须保持镇静，迅速判断出血部位，切忌用器械盲目钳夹，以免扩大损伤范围。

（2）控制出血：肺静脉血压相对较低，吸引器侧壁压迫、海绵钳小纺纱压迫等往往可以较好地控制出血。

（3）清理手术空间：清除不必要的器械，在控制出血的前提下尽可能游离肺静脉的远近端，必要时应果断切开心包，在心包内处理肺静脉。

（4）暴露出血部位：准备无损伤血管钳等器械，钳夹静脉破口远近端，尝试充分暴露出血部位。

（5）肺静脉阻断：如破口位于肺静脉后方，往往无法进行暴露和修补，需游离肺静脉近端进行阻断，或切开心包，阻断心包内肺静脉。

（6）修补和离断肺静脉：出血点充分暴露的情况下，可考虑4/5-0不可吸收缝线缝合修补血管破口；如出血点无法暴露，在出血控制良好或近端阻断的前提下，可考虑结扎肺静脉并离断，如条件允许，也可考虑直接使用切割吻合器切割离断肺静脉。

（7）中转开胸：出血无法控制应考虑紧急中转开胸手术。

（8）肺静脉共干勿损伤：离断肺静脉前必须确认非目标肺叶的静脉是否存在，排除肺静脉共干变异。如已经不慎离断肺静脉总干，在患者肺功能良好的前提下，充分知情同意后应中转全肺切除手术。如患者无法耐受全肺切除，则应将非目标肺叶的肺静脉与肺静脉总干端端吻合，尽可能缩短肺血流阻滞时间，减轻术后肺水肿，降低术后肺栓塞概率。术后应适当应用利尿药和激素并严格控制入水量，以预防成人急性呼吸窘迫综合征的发生，并予抗凝处理，预防肺静脉内血栓形成。

（三）无名静脉损伤

无名静脉损伤多由于肿瘤组织侵犯，分离困难导致。一旦发生无名静脉损伤，应切忌慌张或盲目钳夹，应遵循压迫控制出血—清理手术区域—暴露破损部位—缝合修补的基本步骤操作。无法控制出血、无法暴露破损部位、无法缝合修补的情况均应果断考虑中转开胸手术。如因肿瘤侵犯，有局部残留的情况，可考虑结扎离断无名静脉并切除受侵犯的无名静脉，术后患者多无明显胸部以上的肿胀表现。

（四）上腔静脉损伤

上腔静脉损伤的原因除肿瘤组织侵犯外，多见于清扫上纵隔淋巴结时操作不当误伤。如出血可充分控制，破损部位可充分暴露，应行缝合修补。如破损部位位于腔静脉后壁，可离断奇静脉弓后，牵拉上腔静脉侧残端，帮助暴露破损部位。任何无法控制出血的情况，均应果断行中转开胸手术，甚至可作正中切口进胸控制出血。

二、手术中气管、支气管的损伤

（一）气管、支气管损伤的常见原因

（1）气管、支气管与周围组织紧密粘连：肿瘤外侵，或转移性淋巴结外侵；放化疗等术前辅助治疗，或阻塞性肺炎，既往胸腔感染、外伤等因素，可造成周围组织反复炎症、瘢痕、增厚，血管鞘膜间隙不清；长期吸入烟尘造成淋巴结肿大，与邻近组织紧密粘连，难以分离。

（2）气管、支气管壁组织脆弱：肿瘤侵犯伴坏死，反复炎症累及，气管、支气管壁多发钙化脆性增加，患者年老体弱等情况，均应提防管壁脆弱易损伤。

（3）操作技术应用不当：视野不清晰，操作暴力，助手过度牵拉等均可能损伤气管、支气管壁。清扫纵隔淋巴结时切忌盲目钳夹周围组织。

（4）主动损伤气管、支气管：中央型肺癌、肺门淋巴结难以分离等情况下，可考虑优先锐性切割离断气管、支气管，待病肺移除后再行修补、成形或吻合。

（5）气管、支气管成形术中，未予充分游离减张，吻合口撕裂。

（6）特殊类型：切割离断气管时误将气管插管缝入。术中气管插管位于术侧，插入过深，使用切割闭合器时未确认气管插管的位置等均是误缝气管插管的常见原因。腔镜下支气管、气管成形或端端吻合时，若发现气管插管和气囊有阻碍进针之虞，切不可盲目侥幸进针，必要时可与麻醉医生协同调整气囊充气状态，或暂时调整气管插管位置，待成形、吻合完毕后再复原气管插管和气囊状态。

（二）处理要点：支气管成形术要点

对于术前判断有支气管成形可能的患者，应在手术开始前充分详细评估患者的胸部增强CT、纤维支气管镜等检查，充分明确病变累及范围，严格评估微创手术的可行性，确立合理的手术方案和备选方案，准备合适的手术器械，与患者及家属详细、充分地沟通，并签署知情同意书，通知手术相关部门做好充足的准备工作。如为术中偶发的气管损伤或其他突发事件，需临时改变术式并进行支气管成形的情况，应在维持患者生命体征平稳的同时，做好特殊器械、麻醉和临时开胸的准备后，继续进行支气管成形操作。

如遇肺门淋巴结钙化，侵犯周围组织难以处理时，可考虑先离断支气管远端，充分暴露周围血管结构，肺叶及肿瘤完整切除后再处理气管残端。但对于中央型肿瘤病变，即使在微创手术下术野暴露不佳，也应极力避免先行姑息性肺叶切除，以防肿瘤细胞脱落种植，如微创下无法完成满意的切除，应考虑中转开胸手术。

支气管膜部柔软薄弱，清扫后肺门或隆突下淋巴结时较易损伤，操作时应反复确认器械尖端勿勾划膜部组织，坚决避免大块钳夹，视野不清晰时切勿盲目操作。如已造成膜部破损，应优先考虑缝合成形。充分暴露术野，保证足够的缝合操作空间，沿破口长轴垂直连续缝合或间断缝合，避免误伤周围组织或误缝气管插管。如破口较大无法成形或成形不满意张力较高，可考虑行气管袖型切除，以免后期破损或形成气管狭窄，造成不良后果。

支气管牵拉撕裂或器械切割后的残端往往破损较大，可在破损周围适当地填放纱布并及时使用吸引器洗净周围血液，以免血液流入气道引起后续并发症。必要时可用纱布条临时填塞气管破口。

支气管破口不大，可尝试直接缝合成形。如支气管破口较大张力较高，可在原破口基础上行支气管"V"形切开修正再成形。在支气管成形前，可以先完成淋巴结的清扫，但应保护支气管周围软组织，以防软组织清除过多影响支气管血供，不利于愈合。但应注意，切忌在支气管破损伴漏气时执行电灼操作，以防术野起火燃烧。

如需行支气管吻合，应在吻合前，充分游离肺门，离断下肺韧带减张，并尝试对合断端评估吻合口张力，必要时可在下肺静脉旁U形切开心包进一步减张。但同时应避免过度损伤气管周围软组织。

微创下支气管吻合目前多使用不可吸收缝线连续缝合，亦可行间断缝合，取决于术者的技术和操作习惯。吻合口切缘需整齐清洁，做到黏膜对合紧密，无软组织嵌入腔内。进针应柔和，避免切割损伤。如吻合断端口径差异明显，可适当修整小口径的断端形成斜面，或适当调整针距，使针脚受力均匀。

成形或吻合完毕后一定要进行胸腔注水检测，确认缝合确切。偶有直线切割吻合器处理后的支气管残端漏气，也应仔细检查勿遗漏。如术中无法获得清晰的视野或充足的操作空间，应及时进行中转开胸手术，杜绝不当操作造成二次损伤。

三、手术中其他损伤及意外

（一）神经损伤

1.膈神经损伤

肺部手术过程中膈神经损伤相对较少发生。多因在膈神经周围机械牵拉或电灼切割或止血时，或分离纵隔面致密粘连时误损伤。为避免此类损伤，术中操作应尽量轻柔，避免靠近神经电灼止血，在直视下看清膈神经的走行后进行操作。如遇肿瘤侵犯或转移的淋巴结浸润膈神经，可考虑切除受侵犯的部分神经。大多数患者可以耐受单侧膈神经损伤后膈肌功能丧失，对于部分患者，残肺复张充分后仍可能遗留较大残腔者，可考虑电灼烫伤膈神经，暂时使膈肌上抬，减少术后胸腔积液和气胸。但对于肺功能较差的患者，处理膈神经应慎重。

2. 喉返神经损伤/副神经损伤

喉返神经损伤在左侧胸腔手术的患者中远多于右侧，通常发生于主动脉弓下动脉韧带折返处，清扫左侧第5、6组淋巴结和第4组淋巴结时误伤。右侧喉返神经损伤极少见，常因上纵隔淋巴结清扫过度所致。喉返神经损伤后患者易出现声音嘶哑、吸气困难、进食进水呛咳等症状。左侧喉返神经和迷走神经常贴主动脉弓斜下行走，在临近动脉韧带处分离，喉返神经于动脉韧带下方折返。术中应首先仔细探查神经走向，游离主动脉弓外周的软组织，切勿紧贴动脉壁解剖，同时应尽量避免在此区域使用电刀灼烧，避免电流灼伤神经。

（二）食管损伤

全胸腔粘连、纵隔淋巴结浸润、肿瘤直接侵犯、解剖变异等，均会造成解剖结构变化或间隙不清，导致手术困难和误伤食管。食管的损伤绝大多数发生在右侧胸腔，多在清扫隆突下组淋巴结时损伤中段食管。为了避免误伤食管，术前应充分评估肿瘤的侵犯范围，纵隔淋巴结和周围组织的关系。术中无法判断食管的界限时，切勿盲目分离，以免无意识下损伤食管肌层。必要时可经口置入胃管以便确认食管走行。

如术中确认食管损伤，及时修补多能取得良好预后。如术中怀疑食管损伤，可经胃管注入气体或亚甲基蓝，帮助明确损伤部位。如术中未能及时发现食管损伤，术后将不可避免地出现纵隔感染、脓胸等严重并发症。术后一旦发现食管瘘，应立即禁食、积极抗炎，并加强营养支持，包括静脉高营养或经鼻十二指肠营养管、空肠造瘘管肠内营养支持。同时充分胸腔引流，胃肠减压。非手术治疗后症状加剧者，须立即考虑手术治疗，包括食管穿孔修补术、食管旷置术、胸段食管切除及重建术、食管腔内支架置入术等。

四、术中循环系统并发症

（一）术中心律失常

麻醉及手术期间，由于患者存在基础疾病或麻醉、手术等原因可诱发心律失常。因此术中应密切监测心电图，对异常情况做到早发现、早处理。

1. 常见的原因

（1）手术操作不当：术中过度牵拉肺门，清扫肺门或上纵隔淋巴结时机械刺激，或电刀操作不当造成电流刺激迷走神经，常可引起心动过缓。机械刺激心包，或过度牵拉、压迫心脏也易引起心律失常。麻醉深度不够时或镇痛不足时，手术疼痛可引起交感反射出现心动过速。

（2）电解质紊乱：低钾血症可诱发房性期前收缩、室性期前收缩及房室传导异常。高钾易出现窦房阻滞、室性期前收缩、室性心动过速、心室颤动等。低镁可引起各种心律失常，以室性心律失常多见。

（3）低氧血症和二氧化碳潴留：低氧血症时，颈动脉体化学感受器使脑干血管收缩中枢兴奋，交感神经传出纤维活动增强，内源性儿茶酚胺增加，造成心动过速；严重缺氧则导致心动过缓甚至室性心律失常。二氧化碳潴留引起高碳酸血症，作用于颈动脉体化学感受器和血管运动中枢，造成心肌应激性增高，出现心律失常。术中常见的引起低氧血症和二氧化碳潴留的原因如下：

1）痰液或血液堵塞气管或对侧支气管；

2）麻醉插管位置不当，引起健侧肺通气不足，通气血流比失调；

3）术中健侧肺大疱破裂，造成气胸或张力性气胸；

4）呼吸机中钠石灰失效未及时更换造成严重二氧化碳潴留。

（4）麻醉因素：术中麻醉用药、麻醉操作和术中麻醉管理等各个环节的任何疏漏均可能造成心律失常。

（5）低温：体温低于34 ℃时，窦性心律失常发生率明显增高。输入大量低温库存血时易造成患者体温过低。胸腔冲洗时，大量冷水进入胸腔也易诱发心律失常。另外，冲洗胸腔的水温过高也易引起心律失常。

（6）术前合并症：术前患者合并心血管疾病，COPD，内分泌疾病包括甲状腺功能亢进或嗜铬细胞瘤，其他神经系统疾病包括脊髓损伤、颅内高压等，术中均易出现心律失常。

2. 常见心律失常的处理

处理方式主要为病因处理和药物治疗。一旦出现心律失常，应首先去除病因。如考虑手术刺激引起，应避免牵拉肺门，避免机械或电刺激迷走神经、心包等结构，操作尽可能轻柔，必要时用浓度为1%~2%的利多卡因在手术区域局部喷洒或注射封闭。如考虑水、电解质、酸碱平衡紊乱等因素，应及时纠正电解质紊乱、改善通气、纠正高碳酸血症和低氧血症、减轻疼痛、纠正低血容量等。部分心律失常在去除病因后可自行纠正。若未改善，则应考虑药物治疗。

以下是几种常见心律失常的药物治疗方式。

（1）窦性心动过速和心动过缓：窦性心动过速多在去除病因后自行改善，无需特殊用药。但若有心力衰竭的表现时可选用洋地黄类药物，如去乙酰毛花苷注射液（西地兰）0.2~0.4 mg静脉缓推，30 min后可重复给药，总量不超过1.2 mg。合并甲亢的患者，可使用β受体阻滞药，如普萘洛尔1~5 mg，缓慢静注，哮喘、心力衰竭、房室传导阻滞者禁用。窦性心动过缓心率低于50次/min时会影响心排血量，造成组织灌注不足，可静脉给予阿托品、麻黄碱等。

（2）期前收缩：包括房性期前收缩、房室交界性期前收缩和室性期前收缩。偶发期前收缩不影响心排血量者可不予处理，频发期前收缩影响心排量时需使用药物干预。房性期前收缩可使用胺碘酮5~10 mg/kg，静脉注射；或普罗帕酮1 mg/kg，缓慢静注。室性期前收缩可使用利多卡因1~2 mg/kg，缓慢静注，必要时间隔10 min左右重复给药，也可静脉缓慢泵入给药；普罗帕酮1 mg/kg，缓慢静脉注射，30 min后可重复给药；胺碘酮用法同房性期前收缩；洋地黄中毒者应停药并用苯妥英钠100~200 mg加入注射用水20 mL，1~3 min内缓慢静注。

（3）阵发性室上性心动过速：多数病例并无严重后果，不致引起显著的循环障碍，去除病因的同时可先行颈动脉窦按压法尝试治疗。必要时，维拉帕米5 mg+10%葡萄糖注射液20 mL缓慢静注，10~15 min后可重复给药，总量不超过20 mg；普罗帕酮70 mg（或1 mg/kg）在3~5 min内缓慢静注，15 min后可重复给药；去乙酰毛花苷注射液0.2~0.4 mg+10%葡萄糖注射液20 mL缓慢静注，适用于合并心功能不全者。

（4）心房扑动和心房颤动：多见于有器质性心脏病的患者。术中发病时，若心室率不快，无心力衰竭的表现可不需治疗。当心室率超100次/min时，首选去乙酰毛花苷注射液0.4 mg+10%葡萄糖注射液20 mL缓慢静注，将心室率控制在100次/min以下；若无心功能不全，也可用维拉帕米5~10 mg缓慢静推。

（5）心室扑动和心室颤动：最严重的心律失常，心室扑动常为心室颤动的前奏，二者均是各种原因致心脏骤停前的临床表现。详见心脏骤停章节。

（6）房室传导阻滞：Ⅰ度对血流动力学影响很小，一般无需处理。Ⅱ度可使用阿托品0.5 mg肌内注射，或1 mg加入10%葡萄糖注射液500 mL静脉滴注。心室率<40次/min者可用异丙肾上腺素1 mg加10%葡萄糖注射液500 mL静脉滴注，维持心室率在60次/min左右。

（二）术中心跳骤停

术中心跳骤停是指原来并无严重器质性病变的心脏，在手术中突然停止搏血导致循环和呼吸停顿的临床状态。包含三种类型：心室停顿——心室舒张，完全停顿，心电图呈直线；心室纤颤——心室纤维不规则颤动，不能排出血液，心电图呈心室颤动波；电机械分离——心电图仍有低幅的心室复合波，但心脏无有效的搏血功能。

1. 常见原因

（1）术前合并症：术前合并冠心病、严重的房室传导阻滞、病窦综合征、近期有心肌梗死病史、血钾或其他电解质紊乱者，术中发生心脏骤停风险较高。

（2）麻醉因素：麻醉药物过量，麻醉过深过快造成心血管抑制。麻醉过程中管理不当，造成严重的缺氧或二氧化碳潴留等。失血过多过快，失血后大量快速输入低温库存血而未注意加热和保温。

（3）机械或电流刺激：手术操作中，肺门、上纵隔、隆突下等部位迷走神经遭受机械或电流刺激，容易引起迷走反射而出现心跳骤停。直接刺激心包或过度压迫心脏亦有可能出现心跳骤停。

2. 心跳骤停的处理原则

（1）确诊心跳骤停：诊断心跳骤停并不困难，应强调的是快而准。未进胸的患者主要依据呼吸和血压消失，大动脉搏动消失。已进胸的患者一旦发现心跳停止即可确诊，因此诊断更加容易。外科医生手术时应密切注意心脏情况，做到尽早发现、尽早处理。

（2）心肺脑复苏：确诊心跳骤停后应立即干预，实施心肺脑复苏。分为3个阶段：建立人工循环和呼吸、恢复自主循环和呼吸、脑复苏及心肺复苏后加强治疗。

第一，人工呼吸和循环的建立。尚未插管者应立即气管插管，建立人工通气，同时进行胸外心脏按压。已麻醉完毕者应保持气道通畅的同时进行胸外心脏按压。胸外心脏按压无效时，应果断从左第四肋间进胸进行胸内心脏按压。

第二，药物治疗。主要目的是提高心脏按压效果，促进心脏复跳，增强心肌收缩力，降低除颤阈值，纠正水电解质平衡紊乱和酸碱平衡紊乱。肾上腺素能兴奋心肌β受体并有较强的α1受体兴奋作用，增强心肌张力和自律性，扩张冠状动脉。可用0.5~1 mg肾上腺素静脉注射，在无静脉通道时可以相同剂量加入10 mL 0.9%氯化钠注射液从气管导管内注入。应慎用钙剂，细胞内钙离子过多可使心肌和血管平滑肌处于痉挛状态并加重脑的再灌注损伤，钙剂的适应证仅限于低钙状态下心搏无力或有高钾血症时。缺血缺氧状态必然导致机体乳酸堆积和高碳酸血症，因此应纠正酸中毒以改善心肌的应激性，可用5%碳酸氢钠注射液40 mL静脉注射，及时血气分析检查，并根据结果加减量，切忌过量导致源性代谢性碱中毒。

第三，除颤。心室扑动、心室颤动情况下需进行电除颤，一般首选非同步直流电复律。电极板置于心尖部和胸骨右缘第二肋间，相聚10 cm以上，避免短路。充电量250~300 J。操作后观察复律情况，若不成功，1~2 min后可重复操作。

　　第四，脑复苏。复苏过程中对大脑的保护直接关系到复苏后脑功能的恢复。低温脑保护可降低脑组织耗氧量，减轻脑组织的乳酸堆积，抑制许多内源性损伤因子释放，应越早施行越好，常用方法为冰帽头部降温法。缺血缺氧状态可引起脑水肿、颅内压增高，严重者甚至出现脑疝。在低温脑保护、纠正缺血缺氧状态的同时，常用20%甘露醇静脉滴注，0.5~2.0 g/kg，30~60 min内静脉滴注完毕，根据病情可重复给药，24 h内不超过4次。

参考文献

[1]　顾恺时.顾恺时胸心外科手术学[M].上海:上海科学技术出版社,2003.
[2]　廖美琳.肺癌现代治疗[M].上海:上海医科大学出版社,1998.
[3]　周清华,苏有平,王允,等.肺癌合并上腔静脉综合征的外科治疗[J].中国胸心血管外科临床杂志,1997,4(3):141-144.
[4]　周清华,石应康,陈军,等.基于"分子分期"的局部晚期非小细胞肺癌"个体化外科治疗"的长期生存结果[J].中国肺癌杂志,2011,14(2):86-106.
[5]　HIGGINSON JF. Block dissection in pneumonectomy for carcinoma[J]. J Thorac Surg,1953,25(6):582-599.

　　编写整理：丁征平，钱立强，陈小科
　　内容审校：成兴华

第九章　肺癌机器人胸腔镜手术操作指南荟萃

　　随着技术进步，机器人辅助肺切除术的应用不断普及，已成为目前肺癌微创切除术的重要组成部分。与传统的电视辅助胸腔镜手术（video-assisted thoracic surgery，VATS）相比，机器人平台具有三维视角观察的技术优势，机器手臂的灵活性和可控性更高，大大降低了腔镜手术的操作难度。在淋巴结清扫彻底性方面，机器人辅助腔镜手术与开放手术相近，但比普通胸腔镜清扫数目更多。最近的一项荟萃分析显示，与VATS相比，机器人辅助腔镜肺叶切除术具有更低的30天死亡率和术中中转率，手术时间、住院时间、胸管留置天数二者并无差别。此外，机器人手术，特别是N2疾病的长期肿瘤学结果已见诸报道，Cerfolio等报道了机器人腔镜手术ⅢA期肺癌患者5年生存率可达62%。

　　根据最新定义，机器人胸外科手术是一种"不会牵拉、抬高或切除胸腹壁任何部分的微创手术，术者和助手均通过镜头和显示器观察术野，手术由术者操作计算机辅助的能模拟人手动作的机械手臂完成，且这一技术被用于手术的所有关键环节"。相较传统的胸腔镜手术，机器人辅助手术具有更大的潜力和广阔的前景。根据最新版的NCCN指南，机器人辅助腔镜手术和传统胸腔镜手术由于较少的术后并发症和较快的术后恢复，被强烈推荐作为早期肺癌的手术方式。2017年，美国胸外科学会指南委员会[the american association of thoracic surgery（AATS）guideline committee]在《胸心血管外科杂志》（*journal of thoracic and cardiovascular surgery*）上根据机器人手术发展的现状，对目前机器人辅助胸外科手术中的一些概念首次进行了分类和定义，并制定了"共识"。这一分类体系为未来进一步规范机器人辅助胸外科手术奠定了基础。

　　目前的机器人胸外科手术有多种操作方式，主要区别在于两点：①是否完全由机械手臂完成（totally portal）还是需要助手从辅助切口进行辅助（assisted）。②机械手臂的数目。AATS根据上述两点区别及肺切除的类型对机器人辅助肺切除术提出了标准化4字母的命名建议。第一个字母"R"指

机器人（robot）；第二个字母"P"指完全机器臂（portal）或A指需要辅助
（assisted）；第三个字母指肺切除类型，"L"指肺叶切除（lobectomy），
"S"指肺段切除（segmentectomy），"W"指楔形切除（wedge resection），
"P指"全肺切除（pneumonectomy），"SL"指袖型切除（sleeve
lobectomy）；第四个数字指机械手臂的数目。根据该命名体系，需要辅助的3
操作臂机器人肺叶切除应表述为"RAL-3"，完全机械臂操作的4臂机器人辅
助肺段切除应表述为"RPS-4"。这一命名体系有助于未来机器人肺手术的进
一步研发和拓展。

　　目前上海市胸科医院肺部肿瘤临床医学中心罗清泉主任主要采用da Vinci S
系统辅助下的3机器臂+辅助操作孔法（见图9-1）。所有考虑行机器人辅助肺
癌切除术患者均接受标准的手术风险评估。手术前常规气管插管全身麻醉。插
管后，将患者置于侧卧位，头部朝向主机。进镜孔（12 mm）位于腋窝后线的
第7（上叶切除）或第8（下叶切除）肋间隙。然后使用30°镜探测胸膜腔。如
果没有严重的粘连或转移且肺萎陷良好，则在进镜口的前方和后方做2个机器
臂孔（8 mm）。机器臂孔通常与镜头孔处于同一水平或略高于镜头孔，并且
需要8~10 cm的间距以避免器械干扰。辅助切口（3 cm）位于背阔肌前缘前方
的第四肋间隙中。一旦所有切口完成则进行装机（docking，通常3~5 min）。
对于三臂方法，通过机器臂1（外科医生左手）插入夹持钳，并且通过臂2（外
科医生右手）插入电钩。术中通常不需要更换操作器械，助手在患者前侧通过
辅助切口置入卵圆钳、吸引器、切割闭合器等辅助操作。

　　纽约纪念斯隆-凯特琳癌症中心的Park等描述了另一种三臂需辅助机器人肺
切除法。辅助切口仍位于腋中线第4肋间水平，镜头从辅助切口进入，机器臂1

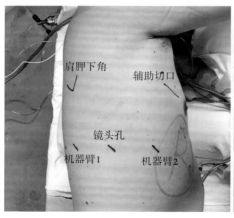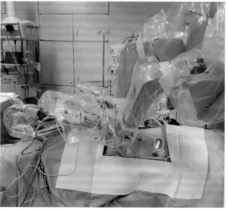

图9-1　上海市胸科医院肿瘤外科肺切除体位及手术切口选择

位于肩胛下角线后平膈顶水平，机器臂2位于腋后线第7/8肋间。两位助手分别在患者前方及后方，对于上叶和中叶，肺门结构充分游离后，由站在患者后方的助手取下机器臂1，从后方的操作孔置入闭合切割器进行血管或支气管离断。对于下叶，则需取下机器臂2从前方的操作孔置入闭合切割器。

阿拉巴马大学的Cerfolio等通过达芬奇外科手术机器人（da Vinci Si）系统进行四臂完全机器臂机器人肺切除法。该方法无需助手辅助操作，所有器械包括切割闭合器等均由机器臂置入，同时需要CO_2制造人工气胸。机器臂1位于腋中线第7肋，通过该切口置入5 mm胸腔镜头以帮助确认其他切口位置。第二切口（机器臂3）位于主肺裂下方2肋间，尽可能位于胸壁后方，约脊柱椎体突起前方。在最后切口前方10 cm处沿着相同的肋骨（8肋间）做机器臂2切口。机器臂1和2切口间做镜头孔。取肺切口（1.5 cm）位于镜头孔和机器臂1切口间膈肌上方。最后，切口用于置入牵肺钳，机器臂1和2则用于置入电钩及夹持钳。

Veronesi等也是通过四臂完全机器臂肺切除法，与Cerfolio不同的是，取肺切口也是机器臂孔，因此无需另做切口，第1切口位于腋中线第四肋间，镜头口位于腋后线第7肋，机器臂2位于肩胛下角线第8肋间，机器臂3位于脊柱旁线第7肋，需要CO_2制造气胸。但是，血管或支气管的离断需要助手取下一支机器臂以置入切割闭合器。

近期，机器人手术技术再次取得进步。Intuitive公司的达芬奇单孔机器人（da Vinci SP）已经正式商业化，并被美国FDA批准运用于泌尿外科手术。Gonzalez-Rivas等也在尸体上进行了单孔机器人肺切除手术的探索。与传统机器人手臂不同的是，SP系统通过一个2.5 cm切口的Trocar进入3支7角度自由活动的柔性机器手臂及一支软质镜头。由于"戳卡"（Trocar）的直径较大，并且机械手臂需要较长的空间进行活动，因此对于肺切除的切口选择肋弓下缘距剑突1 cm左右，在预实验中，该切口通过凝胶封闭膜封闭，切口中除进入机器人手臂外，于凝胶封闭膜另做一个1.2 cm切口的Trocar用于助手伸入切割闭合器或吸引器。与普通胸腔镜单孔手术相比，机器人单孔机械臂的位置更加符合自然操作位，更加舒适，3D视野更加清晰。但是单孔机器人手术目前仍存在一定缺点，如切割闭合器的置入、止血等相对较困难。但相信在不远的将来这些缺点会逐渐被克服，单孔机器人的应用也将越来越广泛。

除了机器人本身的进步外，越来越多的新技术也被用于机器人平台，例如荧光导航下结节定位技术等。随着科技的发展，机器人平台的潜力会越来越大，对复杂病例的处理能力也会越来越强，使更多的患者可以享受到微创手术带来的益处。

参考文献

[1] Yang CF, Meyerhoff RR, Mayne NR, et al. Long-term survival following open versus thoracoscopic lobectomy after preoperative chemotherapy for non-small cell lung cancer[J]. Eur J Cardiothorac Surg, 2016, 49(6): 1615-1623.

[2] Zirafa C, Aprile V, Ricciardi S, et al. Nodal upstaging evaluation in NSCLC patients treated by robotic lobectomy[J]. Surg Endosc, 2019, 33(1): 153-158.

[3] Liang H, Liang W, Zhao L, et al. Robotic Versus Video-assisted Lobectomy/Segmentectomy for Lung Cancer: A Meta-analysis[J]. Ann Surg, 2018, 268(2): 254-259.

[4] Cerfolio RJ, Ghanim AF, Dylewski M, et al. The long-term survival of robotic lobectomy for non-small cell lung cancer: A multi-institutional study[J]. J Thorac Cardiovasc Surg, 2018, 155(2): 778-786.

[5] Zirafa CC, Cavaliere I, Ricciardi S, et al. Long-term oncologic results for robotic major lung resection in non-small cell lung cancer (NSCLC) patients[J]. Surg Oncol, 2019, 28: 223-227.

[6] Cerfolio R, Louie BE, Farivar AS, et al. Consensus statement on definitions and nomenclature for robotic thoracic surgery[J]. J Thorac Cardiovasc Surg, 2017, 154(3): 1065-1069.

[7] Ettinger DS, Aisner DL, Wood DE, et al. NCCN Guidelines Insights: Non-Small Cell Lung Cancer, Version 5.2018[J]. J Natl Compr Canc Netw, 2018, 16(7): 807-821.

[8] Cheng X, Li C, Huang J, et al. Three-arm robot-assisted thoracoscopic surgery for locally advanced N2 non-small cell lung cancer[J]. J Thorac Dis, 2018, 10(12): 7009-7013.

[9] Huang J, Li J, Li H, et al. Continuous 389 cases of Da Vinci robot-assisted thoracoscopic lobectomy in treatment of non-small cell lung cancer: experience in Shanghai Chest Hospital[J]. J Thorac Dis, 2018, 10(6): 3776-3782.

[10] Park BJ, Flores RM, Rusch VW. Robotic assistance for video-assisted thoracic surgical lobectomy: technique and initial results[J]. J Thorac Cardiovasc Surg, 2006, 131(1): 54-59.

[11] Cerfolio RJ, Bryant AS, Skylizard L, et al. Initial consecutive experience of completely portal robotic pulmonary resection with 4 arms[J]. J Thorac Cardiovasc Surg, 2011, 142(4): 740-746.

[12] Veronesi G. Robotic lobectomy and segmentectomy for lung cancer: results and operating technique[J]. J Thorac Dis, 2015, 7(Suppl 2): S122-S130.

编写整理：成兴华，罗清泉
内容审校：陈天翔

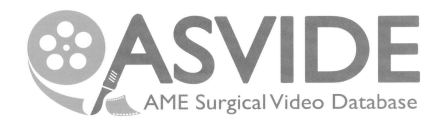

AME 医学

emed.amegroups.cn

最前沿医学知识

最实用科研干货

最独到学术见解

AME 书城

AME全系列图书及特刊在线看
单章购买，直达要点，告别
"大部头"

AME 专题

前沿资讯、科研技巧、手术
视频、大牛访谈，应有尽有
更有AME译者倾情翻译特刊
文献，不再为英文烦恼

多渠道检索

按图书
按专家
按文章
按专题
一个关键词，全内容搜索

支持快币兑换

用知识攒快币，
用快币换知识
全频道内容，
快币免费兑换

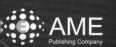

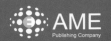
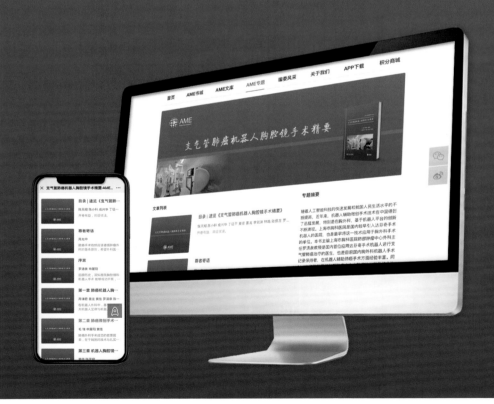

AME JOURNALS

Founded in 2009, AME has rapidly burst into the international market with a dozen of branches set up all over mainland China, Hong Kong, Taiwan and Sydney. Combining the highest editorial standards with cutting-edge publishing technologies, AME has published more than 60 peer-reviewed journals (13 indexed by SCIE and 18 indexed by PubMed), predominantly in English (some are translated into Chinese), covering various fields of medicine including oncology, pulmonology, cardiothoracic disease, andrology, urology and so forth (updated on Jun. 2020).

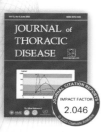

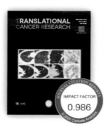

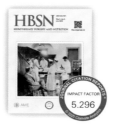

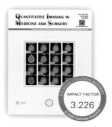

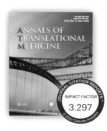

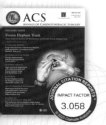

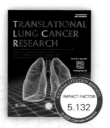

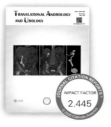

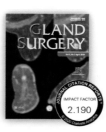

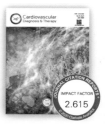

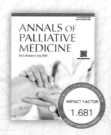

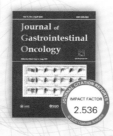

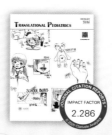

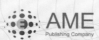

AME | Academic Made Easy, Excellent and Enthusiastic
Publishing Company | 欣賞千里目，快樂搞學術